JN086060

I want to improve my skills

ナースのためのスキルアップノート

看護の現場ですぐに役立つ

急変時対応のキホン

患者さんを安心させる急変時スキルが身に付く！

住永 有梨／辻本 真由美 著

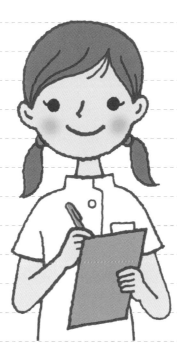

秀和システム

はじめに

　この本を手にとられたということは、急変の対応が少しでもできるようになりたい、急変を防ぐための知識や技術を身につけたい、と思っている方が多いと思います。著者もはじめの頃は急変への対応時にドキドキして指示されるまで動けないということがありました。

　また急変！　と聞くと、患者の周辺に医療者がたくさん集まって処置をしているバタバタと落ち着かないイメージがあるかと思います。私もそんな状況をイメージします。患者さんも自分も落ち着かないときに的確に対応できるのか、という不安をいつも抱えていました。

　先日、私が働いている職場でも急変がありました。そんなときに、ある医師が普段の診療と同様のペースで、落ち着いた声で的確に指示を出し、急変対応のチームメンバーも慌てることなく、スムーズに患者さんの状態が寛解していくということがありました。この状況を見て素敵だなと思いましたし、状況を俯瞰的に見て、先を読んで対応することが大切だし、何よりチームメンバーを慌てさせないことも重要だと思いました。そのためには、常日頃から患者さんの観察を行うことや急変のときに使用する物品・機器に慣れることが大切なのだと思いました。

　この本が、急変のときに皆さんが力を発揮できる一助となれましたら幸いです。

2020年7月

著者を代表して　住永有梨

看護の現場ですぐに役立つ
急変時対応のキホン

chapter
1 急変時対応の基本

chapter
2 急変時におけるフィジカルアセスメント

chapter 6 急変時の看護記録

chapter 7 急変時の家族対応

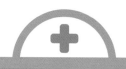

本書の使い方

　本書はchapter 1から7までで構成されています。どのchapterから読んでも構いませんので、気になるところから読み始めてください。急変時に限らず、日々の看護実践に活かせる内容になっています。ポイントを押さえつつ、なぜそうなのか？　という根拠を示すようにしました。覚えるのではなく、急変対応をイメージしながら考えるために活用していただきたいです。

chapter 1　急変時対応の基本

　急変とは、予測できないものなのか？　どうすれば怖さが減るのか？　といった、心構えや急変がいざ起きたときの基本的な考え方について説明しています。また、DNARの考え方についても触れています。

chapter 2　急変時におけるフィジカルアセスメント

　急変に至らないように、異変に早く気づくためには、フィジカルアセスメントが大切です。
　異変を察知するためには、どのような点を観察すればよいのか、どうアセスメントすればよいのかを知り、日々のケアに活かしてください。

chapter 3　急変時に必要な物品・機器

　いざというときに物品や医療機器を正しく使えないと、患者を救うことはできません。パルスオキシメーターなど、日常的に使用する機器についても学ぶことができます。

chapter 4　心肺蘇生法（CPR）

　心肺蘇生法に関するガイドラインは時代と共に変わります。よりよい状態で救命するにはどのようにすればよいのかということを追求した結果です。何に気をつけるのか、それはどうしてかを学びます。

chapter 5　急変時におけるチーム医療

　急変時に限らず、多職種が働く医療の現場ではチームパフォーマンスをどうやって上げるかが大切です。Team STEPPSの考え方を中心に、医師や他の看護師とどのようにコミュニケーションを図るかなどに触れています。

chapter 6　急変時の看護記録

　急変時の看護記録はとても重要です。なぜ重要なのかを含め、書き方のポイントについて触れ
ています。記録と共に、時刻の統一の大切さも考えます。

chapter 7　急変時の家族対応

　急変時の家族対応がなぜ大切なのかを、改めて考えます。また、具体的に何に気をつければよ
いのかを学び、バタバタとする中でも適切に家族ケアするためのポイントを押さえます。

　自分が急変の現場にいるイメージを膨らませながら、どう考え、どう動くかについてたくさん
イメージトレーニングをしてください。その際、考える根拠として本書を活用していただければ
と思います。

> 本書で学ぶことを、日々の看護
> 実践にも活かしましょう。

新人ナース

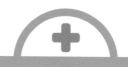

本書の特長

　急変時の対応は、特別なもの……ではなく、日々の看護に必要な知識と技術の延長線上にあると思います。急変のときという、「特別なとき」のための知識ではなく、日々の看護に使える内容になっています。ただ、急変時は迅速に、根拠に基づいた対応を、チームで行う必要があります。そのためには、普段の備えが大切です。本書を用いて、ぜひイメージトレーニングを重ねてください。

　本書は、急変対応に自信がない、経験が少ないという看護師から、自分なりに対応できているが、基本を振り返りたい、あるいは後輩指導に役立てたいという看護師まで活用できる内容としています。

役立つポイント1　急変時に必要な知識を幅広く学べる

　救命処置のアルゴリズムなどに限らず、チームコミュニケーションや、家族対応など、急変時に看護師に求められる知識を幅広く学べます。処置だけできても、看護師としての役割を果たせたといえるでしょうか。医療チームの一員として、チームパフォーマンスを上げるために自分にできることは何か？　あるいは、急変時に不安な思いをしている家族に、どんな配慮をして声をかければいいのか？　蘇生処置は家族に見せないほうがいいのか？　といった、看護師として求められる幅広い対応について触れています。

役立つポイント2　急変に至る前、急変させないために必要な知識を学べる

　患者や家族にとって最もよいのは、急変しないことです。急変したらどうするかだけではなく、急変させないために、異常をいかに早く察知するかに役立つ知識を盛り込んでいます。例えば、呼吸数測定が大事といわれるけれど、それがなぜだかわからない……という方はぜひ読んでください。

役立つ ポイント3 根拠がわかる

難しい表現はなるべく避け、簡潔に、「なぜそうなのか？」を考えることができるように記述しました。根拠を考え、知ることで、行動は変わると信じています。重要なポイントを中心に、なぜなのかという根拠を示しています。

役立つ ポイント4 ベテランナースのアドバイス

急変時の対応に関連する各項目において、看護師としての心構えや、対応するためのコツを、ベテランナースのアドバイスとして記載しました。心の持ち方や、心構えも、パフォーマンスに影響する重要な因子です。ぜひ参考にしてみてください。

役立つ ポイント5 豊富なイラストや図表

イメージしやすいように、イラストや図を多く用いました。少し理解が難しい箇所も、イラストや図表と合わせて見ることで、理解が深まると思います。また、イラストと合わせて見ることで記憶に残りやすくなると考えています。

この本の登場人物

本書の内容をより深く理解していただくために
医師、ベテランナース、先輩ナースから新人ナースへ、アドバイスやポイントの説明をしています。

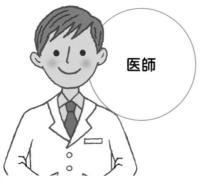

医師

病院の勤務歴8年。的確な判断と処置には定評
があります。

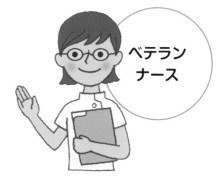

ベテラン
ナース

看護師歴10年。やさしさの中にも厳しい指導を信
念としています。

先輩
ナース

看護師歴5年。身近な先輩であり、新人ナースの指
導役でもあります。

新人
ナース

看護師歴1年。看護の関わり方、ケアについて勉強し
ています。医師や先輩たちのアドバイスを受けて早
く一人前のナースになることを目指しています。

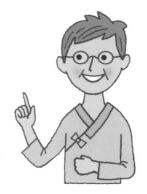

患者の
皆さん

患者さんからも、ナースへの気持ちなどを
語っていただきます。

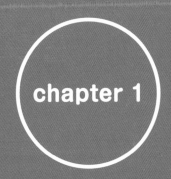

chapter 1

急変時対応の基本

急変はいつやってくるかわかりません。

急変に遭遇したときに何をすべきか、

どうしたら急変を回避できるかについて見ていきましょう。

急変時対応の基本

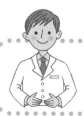

急変を目の当たりにすると、混乱し、普段ならできる対応すらできなくなることがあります。普段から急変を想定して、準備しておきましょう。

急変時における看護師の役割

看護師は、ベッドサイドで患者に接する時間が長いため、患者の異変を察知する機会が多いといえます。患者のちょっとした変化にいちはやく気づけるか、状態が急激に悪化した患者を、どれだけ速やかに治療につなげられるかは、患者の側に一番長くいる看護師の力にかかっています。

院内発生の心停止の状況

日本における院内心停止は、一般病棟（54%）で最も多く発生しています。また、院内心停止の直接原因は、致死的不整脈（30.6%）が最も多く、次いで呼吸不全（26.7%）、低血圧（15.7%）とされています[1]。このことから、一般病棟を含めた様々な部署で働く看護師が蘇生の知識と技術を持つ必要があること、そして不整脈以外にも低血圧や呼吸器疾患への対応が重要であることがわかります。

急変に対する看護師の不安

皆さんは「急変」にどんな思いを持っていますか。看護師にとって、「急変」と「患者の死」は感情を揺さぶられる印象的な体験[2]です。「自分の勤務帯は平和に終わって……どうか急変が起こりませんように……とお祈りする」など、「いつ急変が起こるのか」「自分に対応できるのか」と不安に駆られることもあります。しかし、経験とトレーニングを積むにつれ、急変時に何をすべきかがわかるようになり、チームで緊急事態に対応する一体感や、患者が回復する達成感を得る看護師もいます。

不安に対処するには、怖い相手を知ることが大切です。つまり、急変とは何なのか、本当に予測できないのか、もし遭遇したらどうすればよいのかを知ることで、不安は軽減されるといえます。

1) Hiroyuki Yokoyama et al. Report From the Japanese Registry of CPR for In-Hospital Cardiac Arrest (J-RCPR). Circulation Journal, 75(4), 815-822. 2011
2) 辻本真由美・井上智子. クリティカルケア看護師の感情を揺さぶられる印象的な体験 (Impressive clinical experience) とキャリア形成への影響の検討. お茶の水看護学雑誌, 9(2), 1-13. 2015

急変時の基本

●患者のそばから離れない

急変している患者を発見したら、基本的に自分は患者のそばを離れず人を集めます。患者の状態が比較的安定している、あるいは緊急コールがなく、近くに人もいない場合には、患者のそばを離れても大丈夫かどうか判断します。

●人とモノを集める

まず、患者の状態を安定させるために、必要な人と物品を集める必要があります。緊急事態が起きていることを周囲に知らせるため、緊急コールあるいは大きな声で人を呼びます。救急カート、AED（自動体外式除細動器）、モニターなど緊急時に使用する物品は、いつでも使用できるよう日頃の点検も重要です。

●時間と記録を忘れない

急変時は、やるべきことが同時多発的に発生し混乱します。いつ何が起きたのかを確認し、記録することが重要です。この時間経過や記録に残された内容が、後々の治療に影響することもあります。誰が記録係を担うのかなど、役割分担を明確にすることが大切です。

●患者への配慮を忘れない

急変時は、医療者も自身のキャパシティーを超えたことを要求され、余裕が持てないことがあります。そのようなとき、周りが見えなくなりがちですが、一番不安で辛いのは患者です。また、同室者や家族がそばにいる場合には、近くにいる人も不安を感じています。急変した患者の安定化が第一ですが、ちょっとした声かけやプライバシーへの配慮、周囲への説明や場所の移動など、看護師の細やかな気配りが大切です。

●家族への連絡を行う

急変時は、状態が変化したことを、速やかに家族に伝えることが大切です。心肺停止など、急変を発見した時点で家族に連絡することが望ましいです。なぜなら、一刻も早く状況を家族へ伝えると共に、家族から必要な情報を得たり、その後の治療方針の意思決定をしてもらう必要があるからです。また、状態悪化の際には、患者は大切な人にそばにいてほしいのではないでしょうか。誰に連絡をし、いつ誰が来る予定なのかを把握しておくことも大切です。

●日頃から備える

急変は経験の浅い看護師にとって恐怖を感じるものかもしれません。怖さを感じるのは必ずしも悪いことではなく、急変に備える原動力にもなります。どんなことが起こり得るのか、想像をめぐらしイメージトレーニングをすることは、臨床推論の第一歩ともいえます。

いざ急変に出会ったら、まず深呼吸し、「平常心で」と心の中でつぶやいてください。焦りや緊張をなくすことはできなくても、ちょっと一歩引いて、焦っている自分を客観的に見ること、いわゆるメタ認知をし、それを繰り返すことで周りが見えるようになってきます。そして、一つひとつの経験が自信となり、急変にも負けない看護師に成長します。

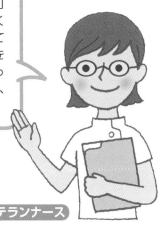

ベテランナース

急変の前兆

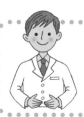

患者が急変する6〜8時間前には、何らかの前兆があるといわれます。状態が悪化し心停止に至る前に、患者の異変を察知し急変を回避することが、予後を良好に回復させる鍵となります。

✚ 急変は本当に急変なのか

院内で発生した心肺停止症例の60〜80%[3]に前兆があり、66%で記録に異常ありと記載されていた、という報告[4]があります。つまり、私たちが「急変」と捉えている症例は、その多くに前触れがあり、「何かおかしい」と感じており、もはや「急変」ではなく予測できた状態悪化ともいえます。

✚ 患者の異変を察知する

では、どうすれば「何かおかしい」と予兆を捉え、状態悪化を回避できるのでしょうか。

● 呼吸数の観察が鍵

バイタルサインは毎日測定しているけれど、呼吸数の記録がない……という状況を見かけます。「呼吸に問題のない患者さん」という理由を耳にすることがありますが、呼吸数の測定は、呼吸に問題のある患者にだけ実施すればよいのでしょうか。院内で心肺停止となった症例は、6〜8時間前に何らかの徴候があり、最も多い徴候は呼吸の異常（38%）でした[3]。これは何を意味するのでしょうか。

呼吸数は、呼吸器系の異常、例えば肺炎により低酸素の状態となった際には、呼吸数の上昇などの変化が生じます。これは、**ホメオスタシス**と呼ばれる、恒常性を維持しようとする働きにより、低酸素状態を改善しようとして呼吸数が変化したと捉えられます。一方、体内の酸素が不足する状態は、肺炎以外でも、感染症により酸素需要量が増加した場合や、心臓のポンプ機能の低下により血液の運搬がうまくいかない場合にも生じます。また、身体が酸性に傾く**アシドーシス**の状態でも、呼吸により代償しようとして呼吸が速くなります。また、強い恐怖を感じたとき、痛みや苦痛があるときなどに、呼吸が速くなった経験はないでしょうか。交感神経が緊張することでも、呼吸は速くなります。

つまり、呼吸器系の異常に限らず、様々な身体の変化に対し、恒常性を維持しようと（正常に戻ろうと）、呼吸数に変化が生じます。呼吸の変化は、身体の異常発生の比較的早期に起こるため、呼吸の変化を捉えることが重要なのです。呼吸数の観察は、バイタルサイン測定の基本中の基本であり、すべての患者に実施することが重要です。

3) Schein RM et al. Clinical antecedents to in-hospital cardiopulmonary arrest. Chest, 98 (6) , 1388-1392. 1990
4) Franklin C, Mathew J. Developing strategies to prevent inhospital cardiac arrest: analyzing responses of physicians and nurses in the hours before the event. Crit Care Med, 22(2), 244-247. 1994

▼酸素需給バランスの因子

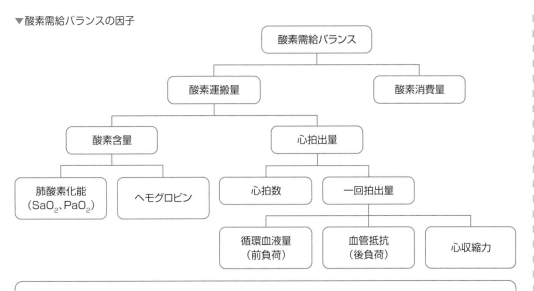

体内の組織に酸素を運ぶ能力には、肺の機能だけでなく、貧血の程度や心臓のポンプ機能などが影響します。

出典：人工呼吸器離脱のための標準テキスト（p.76 図1）、日本クリティカルケア看護学会監修、学研メディカル秀潤社、2015年

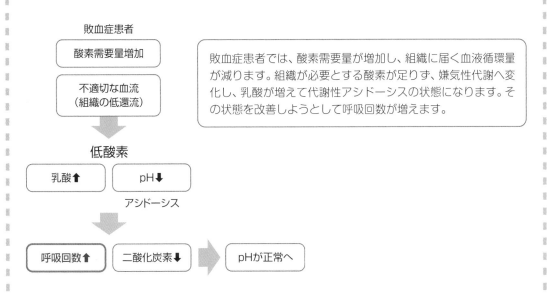

敗血症患者では、酸素需要量が増加し、組織に届く血液循環量が減ります。組織が必要とする酸素が足りず、嫌気性代謝へ変化し、乳酸が増えて代謝性アシドーシスの状態になります。その状態を改善しようとして呼吸回数が増えます。

● 呼吸数を正しく観察できる技術が大切

呼吸数の測定は、実際の回数と記録された回数に誤差があるという指摘もあり、1分間測定することが望ましいです。すべての患者で1分間測定することは大変かもしれません。しかし、大きな異常や自覚症状が現れる前に、呼吸数の変化でサインを発している可能性があるのです。「異常はないだろう」という先入観は捨て、見えない異常が呼吸数に表れているかもしれない……患者がサインを発していないか？　と、注意深く観察することが大切です。そして、「何か変」と感じたら1分間しっかり測定してください。

●SpO₂に異常がないから大丈夫?

呼吸数測定の記載はないが、SpO₂の記載はあるということがあります。看護師が呼吸状態を判断する際に、SpO₂の値が、視診・聴診と同等に組み込まれ、目や手など看護師自身の身体を道具にして五感を使って患者の状態を把握する従来の方法から、電子機器を介在させて把握する方法に変化している[5]といわれます。

では、SpO₂に異常がなければ大丈夫でしょうか。パルスオキシメーターが示す値は何を意味しているのでしょうか。SpO₂は、簡易的に血液中のヘモグロビンに結合している酸素の割合を測定しています。その仕組みを知ることで、値の解釈の落とし穴に陥ることを防ぎます。

SpO₂は経皮的動脈血酸素飽和度のことで、動脈血に含まれているヘモグロビンの何%に酸素が結合しているかを、皮膚を通して測定したものです。SpO₂が100%、つまりすべてのヘモグロビンに酸素が結合している状態でも、そもそも貧血でヘモグロビンが少ない場合には、その人の身体が必要とする酸素の量に対して、動脈血中に含まれる酸素の量が足りない可能性があります。また、通常のパルスオキシメーターでは、ヘモグロビンと結合しているのが一酸化炭素であっても、酸素と区別できません。特殊なケースではありますが、一酸化炭素中毒の患者の場合には、SpO₂の値から酸素が十分かは判断できません。また、マニキュアを使用している場合や末梢が冷たい場合など正しく測定できないことがあります。

▼SpO₂と酸素含有量

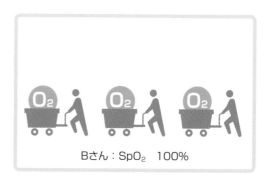

ヘモグロビンに結合している酸素　　ヘモグロビン

Aさん：SpO₂　67%　　　　Bさん：SpO₂　100%

SpO₂　＜
O₂含有量　＞

> Aさんはヘモグロビンの67%、Bさんは100%に酸素が結合しており、SpO₂はBさんのほうが高い。しかし、Bさんはヘモグロビン量がAさんの半分しかなく、含まれる酸素の量はAさんのほうが多い。

また、貧血も一酸化炭素中毒もなく、SpO₂が血液中の酸素含有量を正しく反映している場合でも、SpO₂の値だけを頼りにしていると危険です。次ページの図は、酸素化の障害による急変を後ろ向きに調査し、SpO₂やPaCO₂、呼吸回数、分時換気量がどのように変化していたかを示したものです。その結果、はじめは低酸素を代償するために呼吸数が上昇し、PaCO₂が徐々に低下します。初期の段階ではSpO₂は低下せず、最終段階でゆっくり低下し、身体が酸性に傾いている状態（代謝性アシドーシス）を呼吸で代償できなくなったとき、急激にSpO₂と呼吸数が低下し心停止となっています。身体の酸素が不足した状態を、呼吸回数を増加させて元の状態に戻そうという代償機能が働いている間は、SpO₂は低下しないことに注意が必要です。つまり、SpO₂が低下する前に異変に気づくことが大切なのです。

5) 伊東美奈子ら. 看護職が行うバイタルサイン測定の実態 —2012年と2001年調査の比較をふまえた考察—. 聖路加看護学会誌, 19(1), 27-35. 2015

▼急変パターンと呼吸

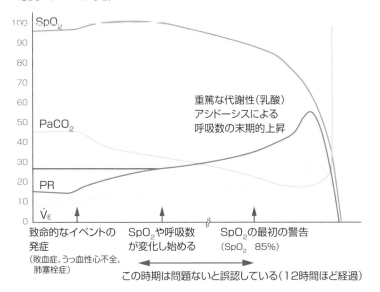

重篤な代謝性（乳酸）
アシドーシスによる
呼吸数の末期的上昇

致命的なイベントの
発症
（敗血症、うっ血性心不全、
肺塞栓症）

SpO₂や呼吸数
が変化し始める

SpO₂の最初の警告
（SpO₂ 85%）

この時期は問題ないと誤認している（12時間ほど経過）

出典：
杉田学. 院内急変を防ぐための
方策と呼吸数測定の意義.
PROFESSIONAL QUEST™
Vol.30

● **ショックに陥る前に異変を捉える**

血圧測定は日常的に扱うバイタルサインですが、血圧に異常がなければ安心でしょうか。血圧は、各臓器に必要な栄養や酸素を運ぶ血液の運搬力を反映しています。血液が循環しないと身体の機能を維持できないため、循環の維持は非常に重要であり、様々な手段で血圧を維持するよう身体は働きます。例えば、血圧低下を身体が感知すると、尿量を抑え、体内を循環する血液量を増やそうと働きます。心拍数を増やして、心臓から送られる循環量を維持しようとすることもあります。

つまり、血圧低下が起こる前から身体の中では異変が起きており、いよいよ血圧が低下したときには、すでに恒常性を維持する機能が破綻した状態だということです。ですから、血圧が低下する前に、異常を察知することが大切です。血圧測定の値だけでなく、手足に触れてみて冷感や湿潤はないか、呼吸数の増加がないか、ぼんやりしているなど意識の状態の変化がないかを合わせて見ることが、代償機能が働いているプレショックに陥っていないかをアセスメントする際に重要です。まさに、五感を使った観察が大切なのです。また敗血症のウォームショックのように、末梢がぽかぽかと温かい状態のショックもありますので、急変の回避には病態の知識を増やすことも大切です。

● **意識レベルの変化は要注意**

患者が不穏になったりぼんやりしていると、せん妄だろうか、あるいは寝不足で眠いのだろうかと考えるかもしれません。しかし、低酸素やショックで脳血流が低下したり、血液中の酸素含有量が低下したことによる、意識の変容である可能性を考慮することが大切です。「高齢だからせん妄に違いない」などと先入観を持たず、精神状態や意識状態が普段と異なる場合には、身体的異常の可能性を十分に考慮するべきです。

● **意識・循環・呼吸のつながりを意識する**

これまで述べたように、身体は異常に対して正常に戻そうとする働き（恒常性）があります。そして、呼吸・循環・意識は、身体の臓器に必要な栄養と酸素を送るために密接に協力し合っています。それぞれのつながりを意識して、フィジカルアセスメントを行うことが、異常を見逃さないポイントといえます。

緊急度スコアリング

　患者の異変に早期に気づくには、これまで述べたようにバイタルサインの変化を「異変」として捉えることが大切です。「何か変」という看護師の第六感ともいえる感覚も、異変を捉えるうえで重要ですが、日常的に観察しているバイタルサインに応じてスコアリングし、急変のリスクを層別化するものとしてNEWS（National Early Warning Score：英国早期警告スコア）があります。

▼NEWS

生理学的パラメータ	3	2	1	0	1	2	3
呼吸数（/分）	≤8		9～11	12～20		21～24	≥25
SpO$_2$（%）	≤91	92～93	94～95	≥96			
酸素需要		あり		なし			
体温（℃）	≤35.0		35.1～36.0	36.1～38.0	38.1～39.0	≥39.1	
収縮期血圧（mmHg）	≤90	91～100	101～110	111～219			≥220
心拍数（/分）	≤40		41～50	51～90	91～110	111～130	≥131
意識レベル				覚醒			非覚醒

※心拍数は脈拍数でも可
　低リスク：スコアの合計が0～4
　中等度リスク：スコアの合計が5～6またはRed score（3）が1つでもある場合
　高リスク：スコアの合計が7以上
出典：Royal College of Physicians. National Early Warning Score (NEWS): Standardising the Assessment of Acuteillness Severity in the NHS. Report of a working party. London: RCP, 2012

　早期警告スコアにはいくつかの種類があり、実際に導入している施設では、適正な迅速対応システム（RRS：Rapid Response System）の起動件数が得られ、院内心停止が減少したという報告もあります。

重症度と緊急度

　重症度とは、病態の重さの度合いを表し、重篤・重症・中等症・軽症などと表現できるもので、患者の生命予後や機能予後を示す概念です。**緊急度**とは、命への危険が差し迫っていて、医療的介入を急がなければならない度合いを表しています。つまり、重症度を時間的に規定した概念です。急変時には、重症度や緊急度を考慮して治療の優先度を決める必要があります。

▼重症度と緊急度

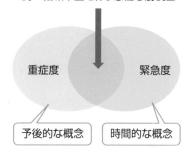

緊急度も重症度も高い
例：循環不全を伴う急性心筋梗塞

重症度　　緊急度

予後的な概念　時間的な概念

急変処置のステップ

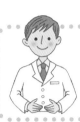

急変時には、必要な処置に至るまでの時間が重要になります。迅速にかつ見落としなく患者の状態をアセスメントし、必要な処置につなげるために、体系的なアプローチが必要です。

急変処置のステップ

　患者の異常を発見したら、以下のステップで評価します。そしてどの段階でも、蘇生処置の必要性を判断した場合には、速やかに一次救命処置（BLS）へ移行します。

● 第一印象

　2～3秒で外観、呼吸仕事量、循環・皮膚色等の迅速な評価を行い、蘇生や処置がすぐに必要か、重症度や緊急度を大まかに判断します。緊急コールが必要かどうかも判断します。呼びかけたり肩を叩いても反応がない場合は、「反応なし」として緊急コールが必要です。また、十分な呼吸がない場合も早急な対応が必要です。

▼急変処置のステップ

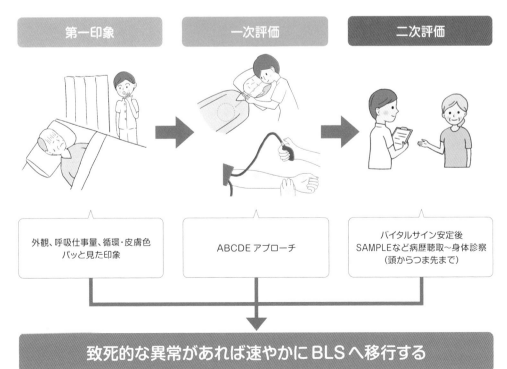

19

急変であると判断した場合には、「急変です！誰か来てください！」などと、急変の宣言をして周囲に知らせることが重要です。

第一印象での迅速評価は、数秒で実施し、ぱっと見た印象が大切です。そのため、呼吸数を数えるのではなく、速いか遅いか、異常な呼吸音が聞こえないかをすばやく観察します。循環は、皮膚の色（チアノーゼ、土気色）や冷汗をかいていないかなどで判断します。

● 一次評価

ΛBCDEアプローチ

一次評価では、患者の病態生理を見きわめ、生命に重大な影響を及ぼす主要臓器を順にトリアージし、評価-判定-介入します。ABCDEアプローチは、救命すること、そしてよりよい神経学的な転帰を目指したアプローチです。気道（A）が開通していないと、呼吸（B）はできず、呼吸が十分でないと循環（C）が維持できず、ABCが健全に連鎖した結果として中枢神経（D）の安定が図られます。よってAから順に評価し、異常がある場合は介入し、再評価するという流れになります。

▼一次評価での観察項目

A：Airway（気道）	気道の開通性：発声があるか、ストライダーの有無
B：Breathing（呼吸）	呼吸数、努力呼吸、呼吸音、SpO_2、胸郭の運動
C：Circuration（循環）	橈骨動脈の触知、脈拍数・リズム、四肢の冷感・湿潤、皮膚温・色、CRT、血圧
D：Disability of CNS（中枢神経障害）	意識レベル（JCS、GCS、AVPU）、瞳孔所見、麻痺
E：Exposure and Environmental control（体温環境）	体温、全身の外表観察

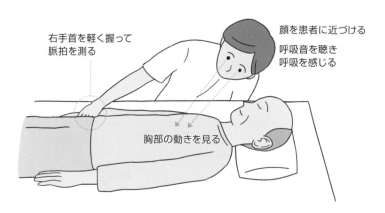

右手首を軽く握って脈拍を測る

顔を患者に近づける
呼吸音を聴き呼吸を感じる

胸部の動きを見る

・Airway：気道

発声があれば、気道は開通と判断できます。発声がない場合は、胸郭の動きを確認しながら気流音、呼吸音が聞こえるか、口と鼻から呼気を感じるかを観察します。心肺蘇生（CPR）開始までの時間を遅らせないよう、10秒以上かけずに判断します。もし、舌根沈下など気道閉塞が見られた場合には、用手的気道確保を行います。

・Breathing：呼吸

胸郭の運動を観察し、呼吸数を測定します。呼吸努力の有無、胸郭運動の異常の有無を視診し、聴診により呼吸音の異常がないか評価します。またSpO_2の値を測定します。死戦期呼吸・あえぎ呼吸と呼ばれる、しゃくりあげるような呼吸や、口がぱくぱく動いているような呼吸は、有効な呼吸とみなしません。もし、除呼吸や低酸素の所見があった場合は、バッグバルブマスク（BVM）による補助換気や酸素投与を行います。

・**Circulation：循環**

　橈骨動脈を触れ、脈拍数、リズム、脈の強さを確認します。橈骨動脈が触知できない場合は、より中枢の動脈（大腿動脈、頸動脈）の動脈を触知します。また、末梢冷感の有無、CRT（毛細血管再充満時間）、皮膚色、皮膚温を確認し、血圧を測定します。異常があった場合には、輸液などを行います。

・**Disability：神経学的評価**

　意識レベルと瞳孔所見を確認します。

・**Exposure：全身観察**

　体温低下に注意しながら、外傷や出血、紫斑、紅斑、発疹の有無など全身を観察します。また、体温を測定します。

▼ABCDの連鎖

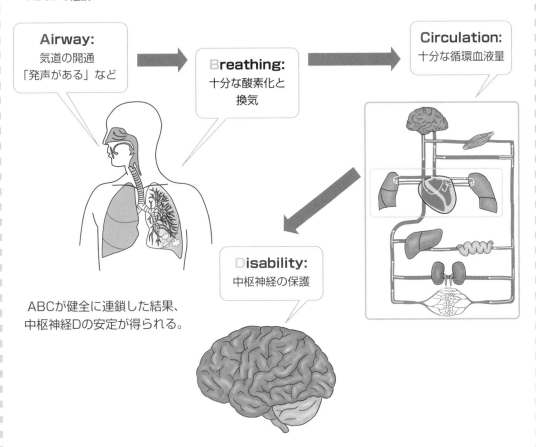

Airway:
気道の開通「発声がある」など

Breathing:
十分な酸素化と換気

Circulation:
十分な循環血液量

Disability:
中枢神経の保護

ABCが健全に連鎖した結果、中枢神経Dの安定が得られる。

●**二次評価**

　一次評価を終え、ABCDEの安定を図る介入を実施し、呼吸と循環が安定したのちに、二次評価を行います。二次評価のポイントは、一次評価の際に得られた、どこにどのくらいの障害があるかという情報から、その障害が生じる原因を探るために行う、焦点を絞った診察、アプローチです。

・病歴収集「SAMPLE」
・頭の先からつま先までの身体診察

▼焦点を絞った患者の病歴収集「SAMPLE」

Symptom	自他覚症状
Allergy	アレルギー
Medication	薬物
Past Medical History	病歴
Last meal	最終飲食
Event	イベント

救命の連鎖

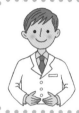

急変対応は、急変の予測・回避から発見、処置・治療までの一連の流れが、滞りなく連続性をもって行われることが重要です。急変した患者を救命し、社会復帰が可能な状態まで回復させるために必要な一連の行いを、「**救命の連鎖**」と呼びます。

救命対応とQOL

多くの人は、発症前の状態や、元のQOLまで回復する見込みのない状況で、過剰な延命処置が続けられることを望みません。しかし、急変した患者を発見した段階で、患者がどのような状態になることを望んでいるか、すべてを知ることは困難です。急変処置を開始する時点で、それから行う処置が救命処置となるのか、延命処置にとどま

るのか、救命できず死に至るのかは、やってみないとわからないことが多々あります。だからこそ急変処置を行う際は、QOLの回復の可能性が最大限となることが求められます。つまり、心停止に対する蘇生処置であれば、自己心拍が再開し、神経学的に障害を残さない状態への回復を目指して、蘇生処置を適切に行うことが大切です。

救命の可能性と時間経過

カーラーの救命曲線やホルムベルグの救命曲線は、心停止や呼吸停止の経過時間と救命率の目安をグラフ化したものです。時間の経過と共に救命の可能性が低下することを示しており、その場に居合わせた人（バイスタンダー）が、即座に救命処置を開始することの重要性がわかります。

▼カーラーの救命曲線

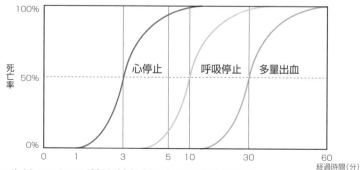

出典：https://imnstir.blogspot.com/2011/06/golden-hour-principle.html

▼ホルムベルグの救命曲線

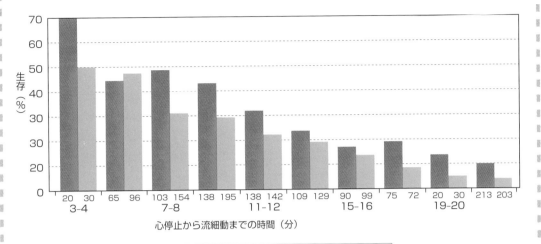

心停止から流細動までの時間（分）

■ バイスタンダー CPR あり（n=1,061）　■ バイスタンダー CPR なし（n=1,296）

出典：Holmberg M et al. Effect of bystander cardiopulmonary resuscitation in out-of-hospital cardiac arrest patients in Sweden. Resuscitation. 47(1), 59-70, 2000

　異変を早期に発見し、速やかに人を集め急変処置を行うことが大切です。院内においても、夜間や個室である場合など、患者の異変の発見が遅れる可能性があります。いかに早く異変を察知するかが、命を救えるかどうか、そしてQOLの回復の程度にも影響するのです。

救命の連鎖

　急変した患者の救命と社会復帰に必要となる4つの輪がすばやくつながることが大切です。

▼救命の4つの輪

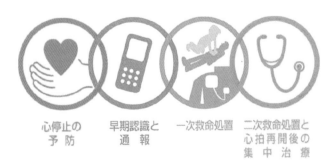

心停止の予防　　早期認識と通報　　一次救命処置　　二次救命処置と心拍再開後の集中治療

出典：http://www.ogaki-syoubou.or.jp/kyukyu.html（大垣消防組合HP）

● 心停止の予防

予期せぬ急変による死亡を減らすには、突然の心停止や状態の急激な悪化がありそうな患者を見きわめることが大切です。ハイリスクな患者の情報を医療者が共有し、心停止に至らないように先手を打つことが求められます。RRS (Rapid Response System) などを活用し、心停止に至る前に対応することが大切です。

● 早期認識と通報

心停止や呼吸停止から時間が経つほどに、救命のチャンスは減少します。また、異変を察知したら、急変に対応できる人とモノ、場所が必要になります。一刻も早く関係スタッフに急変の情報が伝わり、急変対応の体勢が整うように、コードブルー（院内緊急コール）の起動の方法などを確認しておくことが大切です。

● 一次救命処置

一次救命処置 (BLS) は、胸骨圧迫と人工呼吸による心肺蘇生 (CPR) と、AEDでの処置です。

心肺停止の際には、迅速なCPRが重要です。その場に居合わせた人が一刻も早くCPRを行うことで、救命率が向上します。倒れている患者を発見すると、気が動転したり、人を呼びに行くために離れたり、患者を個室へ移動させるなど、発見からCPR開始まで思いのほか時間を要することがあります。一刻も早くCPRを開始することが、回復への第一歩であることを忘れてはなりません。

夜間帯で医師の到着まで時間がかかる場合などは、AEDを用いて迅速な除細動を行うことが大切です。心室細動 (VF) が長く続くほど、心臓に貯蔵されているエネルギー (ATP) を使い果たし、疲弊した心筋の範囲が広くなり、除細動の効果が得られにくくなります。VF発生から初回除細動までの時間をいかに短くできるか、が救命率を高める鍵となります。

● 二次救命処置と心拍再開後の集中治療

二次救命処置 (ALS) は、CPRに加え、気管挿管、マニュアル式の除細動、薬剤投与など、医師と共に行う高度な処置です。BLSから、速やかにALSにつなげることが大切です。心肺停止中は、継続的で良質なBLSと除細動が最も重要で、薬剤投与や高度な気道確保は、その次に重要とされます。胸骨圧迫の中断を最小限にとどめつつ、ALSを実施します。

蘇生後には、不安定な血行動態や多臓器不全や脳損傷によるその後の死亡や予後の不良を抑制するために、心拍再開後の集中治療が大切です。

これらの救命の連鎖がうまくつながることで、患者の生存率やQOLの維持に貢献します。

一次救命処置

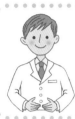

一次救命処置はBLS (Basic Life Support) と呼ばれ、医療関係者に限らず、一般市民を含む誰もが、心肺停止に遭遇した際に行う救命処置です。胸骨圧迫や人工呼吸による心肺蘇生、AEDによる除細動に加え、窒息時の異物除去も含まれます。

心肺蘇生 (CPR) の手順

救命のためには、質の高いCPRが不可欠です。
手順をしっかりと頭に入れておきましょう。

▼CPRの手順

❶反応があるか確認する	❷助けを呼ぶ

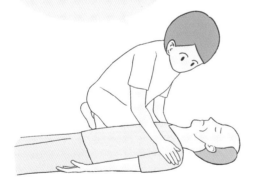

大丈夫ですか

両肩を軽く叩き、「大丈夫ですか」と
呼びかけ、反応を確認する

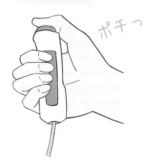

「急変です!」
救急カートとAED
をお願いします!

ポチっ

緊急コールボタンがあれば押す

次ページへ

❸呼吸の確認をする

呼吸があるか、胸郭の動きが見えるか、呼吸音が聞こえるか、吐息を感じるか「見て、聴いて、感じる」

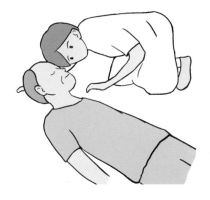

死戦期呼吸のように、正常な呼吸が消失している場合は、呼吸なしとして判断

❹脈拍の触知を行う

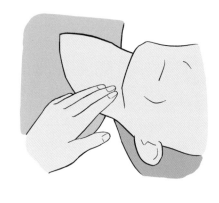

10秒以上かけない

❺胸骨圧迫を行う

「強く」
少なくとも5cm

「速く」
100回/分

「絶え間なく」
中断は最小限
10秒以内

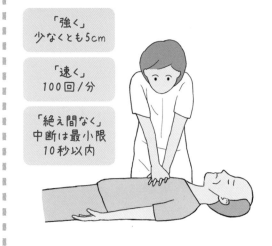

完全に胸壁を元の高さに戻す

❻気道確保を行う

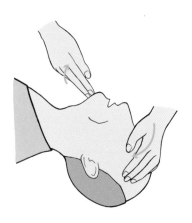

頭部後屈顎先挙上法
（外傷を疑う場合は下顎挙上法）

❼人工呼吸を行う

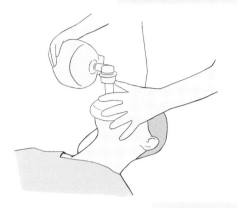

30：2
胸骨圧迫：人工呼吸

1回1秒で胸の
上りを確認する

❽AEDが到着したら直ちに装着する

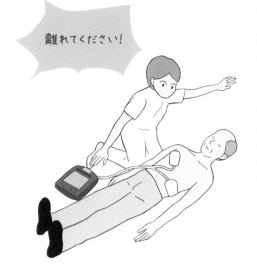

離れてください！

胸骨圧迫の中断は最小限に！

ショック後、速やかに胸骨圧迫を再開

✚ C➡A➡B　まず胸骨圧迫

　以前は、「A➡B➡C」の順番でCPRが行われていましたが、2010年のAHA（アメリカ心臓協会）ガイドラインを受けて、「JRC蘇生ガイドライン」（日本蘇生協議会）の改定からは、「C➡A➡B」の順番で行うことになりました。これは、人工呼吸を行うことを躊躇してCPRが遅れないようにするためです。一般市民が蘇生を要する場面に遭遇することが多いのは市中であり、心原性の心停止が多いことが考慮された結果です（心原性心停止では通常、直前まで呼吸が保たれ、血液内の酸素含有量が呼吸性心停止よりも多いためです）。

　ただし、小児の心停止や、呼吸原性の心停止（溺水、気道閉塞など）において、熟練者がBVMなどを用いて気道確保と人工呼吸からCPRを開始することは、理にかなっているとされます。

　BLSは、その場に居合わせたバイスタンダーがCPRを行うことで、心停止患者の社会復帰の可能性を高めるものです。看護師は一般市民より、院内で心停止患者に遭遇する可能性が高いといえ、医療に従事する者として、有効な胸骨圧迫や確実な気道確保が行えるように、トレーニングを重ねる必要があります。

気道異物による窒息

CPRと同様に、異物による気道閉塞の解除は緊急性の高い処置です。意識のある成人や、1歳以上の小児の気道異物による窒息では、緊急コールで応援を要請したのちに、背部叩打法、腹部突き上げ法を用いて異物除去を試みます。閉塞が解除されるまですばやく繰り返し実施します。そして、気道異物による窒息で反応がなくなった場合には、ただちにCPRを開始します。

▼日本医師会救急蘇生法

腹部突き上げ法

❶患者の後ろに回り、ウエスト付近に手を回します。
❷一方の手で「へそ」の位置を確認します。
❸もう一方の手で握りこぶしを作って、親指側を、患者の「へそ」の上方で、みぞおちより十分下方に当てます。
❹「へそ」を確認した手で握りこぶしを握り、すばやく手前上方に向かって圧迫するように突き上げます。
❺腹部突き上げ法を実施した場合は、腹部の内臓を痛める可能性があるため、救急隊にその旨を伝えるか、速やかに医師の診察を受けさせてください。

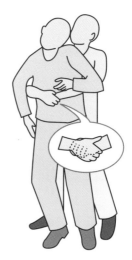

妊婦や乳児には
行えません

背部叩打法

・患者の後ろから、手のひらの基部で、左右の肩甲骨の中間あたりを力強く何度も叩きます。

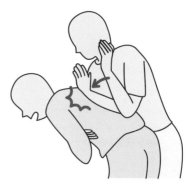

出典：https://www.med.or.jp/99/kido.html

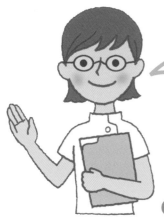

医療従事者が正しい胸骨圧迫の方法や、なぜそうするのかという科学的根拠を理解していることが、より有効なCPRにつながり、それが社会復帰の可能性を高めるのではないでしょうか。つまり、BLSの知識と技術の習得は医療従事者の責務といえます。

ベテランナース

二次救命処置

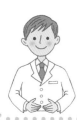

BLSのみでROSC (Return of Spontaneous Circulation：自己心拍再開) が得られない場合に、二次救命処置 (ALS：Advanced Life Support) が必要となります。病院内で医療従事者のチームによって行われる心肺蘇生法であり、BLSの内容に加え、気管挿管などの確実な気道確保と高濃度酸素投与、電気的除細動、静脈路確保と薬物投与を主体とした手技によりなされる高度な処置を指します。

絶え間ないCPR

ALSにおいても、BLSと同様に絶え間ないCPR、つまり胸骨圧迫の流れを絶やさないことが重要です。胸骨圧迫の中断は、人工呼吸を行うとき、心電図波形やROSCを評価するとき、除細動を実施するときのみとします。

高度な医療チームが来て、医療デバイスや薬剤が投入されようとも、「強く、速く、絶え間なく、そして胸郭を完全に元に戻す」胸骨圧迫を中心としたBLSの流れこそが重要であることを忘れてはいけません。

▼絶え間ないCPR

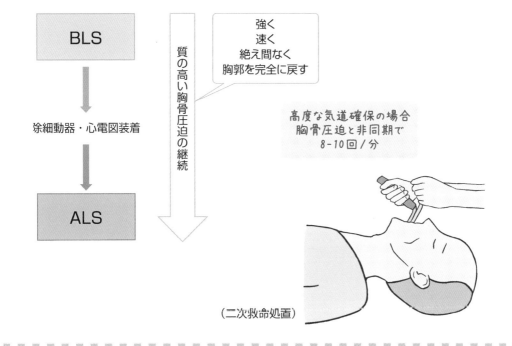

（二次救命処置）

迅速対応体制

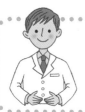

急変の回避や急変の対応には、迅速さが重要です。しかし現実には、すぐに主治医が対応できないこともあります。そのようなとき、迅速対応システムを活用できると有効です。

迅速対応システムとは

迅速対応システム（RRS：Rapid Response System）は、入院患者における、院内心停止をはじめとする重大な有害事象を早期に発見し、早期介入につなげる医療安全管理システムです。病院では、心停止の前に何らかの前駆症状や自覚症状を示していることが多く、心停止を起こす前に介入し予防することが最善の予後につながります。

アメリカでは、国家プロジェクトでRRSが推進され、医療の質を向上させました。わが国でも注目されるようになり、RRSを取り入れる病院が増えています。RRSを導入することで、ICU外の院内心停止数が減少するとされています。

RRTの構成

RRT（Rapid Response Team）は、要請のあった患者を評価し、基本的な初期対応を行ったうえで、必要に応じて、患者の院内トリアージや医師の緊急招集を行うチームです。必ずしも医師を含むとは限りませんが、集中治療部の医師や看護師などで構成されるチームです。

RRTを活用するために

要請基準に該当したり、「何か変」と感じたときには、RRTを活用し必要な介入を行うことが、患者の急変の回避につながります。そして、RRTがどのような患者観察や診察を行い、どのようなアセスメントをするかに注目しつつ、共に患者を看ることが大切です。RRT任せにするのではなく、一緒に看ることで自身のアセスメント力が上がり、次の急変を回避する力になるといえます。

RRSの4つの要素

RRSは、次の4つの要素から成り立っています。

❶患者が急変する前に、異変の予兆を捉えてRRTをコールする（RRSの起動）。
❷RRTが現場に急行して、主治医グループらと診療を行う。
❸急変データを収集、解析して改善点を探る。
❹病院全体で問題点を改善して、患者安全をさらに推進させていく。

中でも、❶の気づきの段階が重要です。急変前の予兆に気づき、「何か変」と思えるかどうか、そしてRRSを起動するという一歩を踏み出せるかが重要です。看護師の勘ともいえる「何か変」という感覚はとても重要です。しかし、このような感覚は経験などにより個人差が生じます。そこで、異常であるというバイタルサインの基準を各施設で作り、RRS起動基準として示しています。

▼RRS　4つの要素

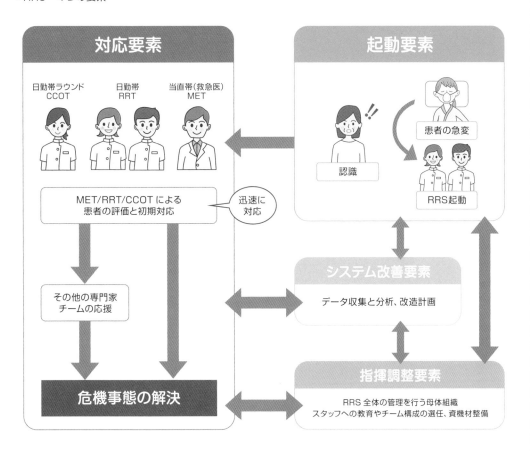

日本集中治療医学会/日本臨床救急医学会Rapid Response System合同委員会/日本集中治療医学会Rapid Response System検討委員会. Rapid Response Systemに関わる用語の日本語訳と定義. 日集中医誌, 2017;24:355-60を参考に作成

▼RRSの対応チーム

Medical Emergency Team (MET)	医師を1名以上含み、気管挿管などの二次救命処置をベッドサイドで開始できる能力を備えた対応チーム。
Rapid Response Team (RRT)	医師を必ずしも含まず、起動された患者を評価し基本的な初期対応を行ったうえで、必要に応じて患者の院内トリアージや医師の緊急招請を行うチーム。
Critical Care Outreach Team (CCOT)	集中ケアの訓練を受けた看護師らが主体となって、ICU退室患者と何らかの懸念のある入院患者を定期的に訪床して回り、起動基準に抵触する患者を早期発見することを目指した対応チーム。

出典：日本集中治療医学会／日本臨床救急医学会Rapid Response System合同委員会／日本集中治療医学会Rapid Response System検討委員会. Rapid Response Systemに関わる用語の日本語訳と定義. 日集中医誌, 2017;24:355-60

▼RRS要請基準の例

Rapid Response Team (RRT)要請基準	
気道 (A)	気になる音、気管チューブ・気管切開カニューレの問題、気道確保が困難なとき
呼吸 (B)	呼吸困難、努力呼吸、不規則な呼吸、呼吸数10回／分以下、30回／分以上、SpO_2 92%以下または計測不能
循環 (C)	脈拍数40回／分以下、120回／分以上、収縮期血圧90mmHg以下、200mmHg以上、尿量4時間で50mL以下
意識 (D)	急激な意識レベルの低下、覚醒しない患者
その他	患者に対して何か心配なとき、急性の明らかな出血、治療に反応がない

「何か変」と思ったときに、RRSなどの院内のリソースをうまく活用して、急変を回避しましょう。RRSを起動させるきっかけは、「何か変」に気づくことから始まります。

先輩ナース

緊急コール

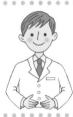

急変を発見した際に、速やかに周囲に伝えることは、とても重要です。可能な限り患者のそばを離れないまま人と必要物品を集められるように、自施設の緊急コールの方法を知っておく必要があります。その数分が、患者の予後を変えるかもしれないのです。

病室などの緊急コールボタン

病室やトイレなどに緊急コール用のボタンがあることが多いと思います。通常のナースコールでは、繁忙度の高い時間帯など、他のスタッフがすぐに急変だと気づかないことがあります。大きな声で「急変です！」と伝えると同時に、緊急コールボタンで知らせます。

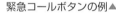
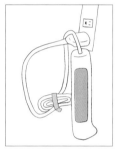

緊急コールボタンの例▲

コードブルー（院内緊急コール）

心停止の患者を発見した際や、呼びかけに反応がない、十分な呼吸がないなど、緊急に蘇生処置が必要な場合に、コードブルーを起動します。コードブルーの起動の方法を確認しておくことが大切です。

RRS

急変が起こる前の予兆を察知した際には、RRSを活用できます。RRSは、心停止に至る前に先手を打つシステムです。気をつけたいのは、すでに心停止している患者の場合には、コードブ ルーが適しているということです。自施設の緊急コールのシステムや役割の違いを理解し、急変時にどのように対応すればよいかを具体的にしておくことが大切です。

蘇生における事前指示

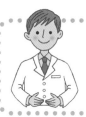

心停止した患者が、DNAR指示となっている場合は、医師や複数の医療者で確認のうえ、蘇生を差し控えます。DNAR指示をめぐっては、様々な誤解や課題があるため、正しく理解することが大切です。

DNAR指示とは

DNAR (Do Not Attempt Resuscitation) は患者の自律尊重 (自己決定) の原則に基づき、心停止時に心肺蘇生を実施しない旨を述べた医師の指示のことです。アメリカ心臓協会 (AHA) によるAHA Guidelines 2000では、DNR (Do Not Resuscitation) が、蘇生する可能性が高いのに蘇生治療は施行しない、との印象を持たれやすいとの考えから、Attemptを加えDNARとしました。これは、「心肺蘇生 (CPR) を行っても成功 (蘇生) しない可能性が高い場合は、そういった行為をあえて試みるな」という意味合いを持ちます。

DNAR指示の誤解

DNAR指示は心停止時のみに有効であり、その他の治療内容に影響を与えてはいけないとされています。しかし現実には、「DNARの患者だから……」と、栄養や抗生剤の投与など、その他の治療まで差し控えられるということが生じています。DNAR指示は、あくまで心停止時のみに有効であり、心肺蘇生を開始しないこと以外は、別に話し合うべきだとされています。DNAR指示と終末期医療は同義ではないということを理解する必要があります。また、DNAR指示は、一度決めたらずっと継続ではなく、患者・家族と医療・ケアチームが繰り返し話し合い、検討していくことが必要です。

延命治療や蘇生処置に関する国民の認識

日本国民の7～9割が、自身の延命治療に対しては消極的であるとされます。胸骨圧迫、除細動、人工呼吸などの救命処置を望まない国民（非医療従事者）の割合は、末期がん状態68.8%、重度の心臓病の場合70.4%、進行した認知症の場合75.6%との報告[6]もあります。一方、家族に延命治療が行われることを望まない割合は、約5割にとどまります。また、実際に家族と延命治療などの会話をしている国民の割合は39～42%でしたが、全体の90%以上の人は、終末期医療に関する意思を書面などの具体的記録として残していない[6]、という状況にあります。

このような報告から、日本国民は事前に終末期医療について話し合ったり、事前指示として残すことはまだ少なく、医療機関でその対応を決定することが多いといえます。

DNAR指示のある患者が心肺停止した際の対応

DNAR指示が出されている患者が、心肺停止となった場合には、医師や複数の医療者でDNAR指示が出ていることを確認し、心肺蘇生の開始を差し控えます。DNAR指示が出ているかわからない、曖昧だという場合には、心肺蘇生を開始しつつ、指示を確認します。指示の確認に手間どり、心肺蘇生の開始が遅れることないようにします。

では、大腸がんの末期でDNAR指示がある患者が、食事中に目の前で窒息したらどうしますか。このような場合は、がんの末期とは直接関係がない事柄が起きており、心肺蘇生を開始しないことが許容される医学的要件を満たしているとはいえません。つまり、窒息を解除できれば、窒息前と同程度の生活が送れる可能性があり、DNAR指示に患者が合意した、がんの進行とは別の問題が起きているためです。そして、窒息で現に目の前で苦しんでいる患者の苦痛を考えても、蘇生処置を開始することは妥当です。

6) 厚労省 人生の最終段階における医療の普及・啓発の在り方に関する検討会. 平成29年度 人生の最終段階における医療に関する意識調査 結果（確定版）2018年3月

感染予防

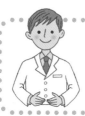

急変時は焦りや、現場の混乱から、普段なら気をつけている感染防御が不十分になるリスクがあります。プロである以上、どんなときでも自分の安全を確保することが求められます。

安全の確認

異変のある患者を発見し、患者の元に近づく際、まずは周辺を含めて、安全の確認を行います。危険物はないか、吐血など血液暴露のリスクはないか、などを判断します。

感染防護具

CPRなどの緊急事態であっても、感染防護具を使用することが必要です。HIV感染症や肺結核、B型肝炎の疑いがある場合や、血液による汚染のある場合は特に注意が必要です。急変時は、患者の既往歴がはっきりしないこともありますので、標準予防策を講じるべきです。

針刺しに注意する

急変時は、急いで末梢静脈路を確保したが近くに針捨て容器がなかった、などということもあります。あるいは、たくさんの医療者が患者の周りで処置を行うことで混み合い、他の医療者と身体が当たった際に、自分の手を針で刺したということが起こり得ます。

緊急事態であっても、自分の身を守る基本的行動を崩さないために、日頃からの感染防御の意識が大切です。

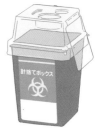

急変時における
フィジカルアセスメント

患者さんに何が起こっているのか、
変化を見逃さないために必要な視点を身につけましょう。

急変時における
フィジカルアセスメント

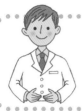 急変時に限らずフィジカルアセスメントは重要です。日常の患者さんを注意深くフィジカルアセスメントすることによって、患者さんの異変に気がつくことができるのです。

患者の異変

予期できない急変に対して、適切な対処が速やかに行われることが理想です。しかし、そもそも急変しないように、急変リスクのある患者さんの状態を早期に確認し、急変を予防することが望ましいでしょう。ここでは、患者さんの異変の察知方法について解説します。

●フィジカルアセスメント

フィジカルアセスメントは、「フィジカル」＝身体的な、「アセスメント」＝査定・評価、という意味の通り、人が五感を使って、異常の有無、症状の変化、治療の反応などを視診・問診・聴診・打診・触診により確認する技術です。

フィジカルアセスメントの訓練は、シミュレーターなどを活用し、大学の基礎教育でも行われるようになりました。しかし、フィジカルアセスメントの技術を身につけ、異常を発見することができても急変の回避は困難です。①なぜ急変に至るような異常が出現したか、②発見された異常にはどんな意味があるか、③他の症状との関連性はあるかが理解できなければ、フィジカルアセスメントを臨床に活かすことはできません。それらを理解するためには、解剖学や生理学、病態の知識が必要になります。特に、急変につながりやすい意識・呼吸・循環の仕組みを十分理解し、確実なフィジカルアセスメントの技術によって、患者の異常とその原因となっているものを判断することが重要です。

フィジカルアセスメントでは、患者への刺激が小さいものから大きいものへと診察を加えていきます。すなわち、問診➡視診➡触診➡打診➡聴診です。

フィジカルアセスメントの詳細については次節以降で説明します。

●患者の変化を予測する

治療によってバイタルサインや血液検査などのデータは日々変化しています。日々のデータを確認して異常か正常かの判断をすることも重要ですが、疾患に対して行われている治療による"変化"を予測しておくことも重要です。

例えば、肺炎の患者に対して酸素投与と抗菌薬による治療が適切に行われている場合、体温・呼吸回数・酸素飽和度・呼吸音・検査データなどが変化することが予測できます。患者のバイタルサインが正常か異常かの判断をするのではなく、どのように変化しているか、という患者の全体像を捉えることで、今後、患者に起こり得る可能性の

ある症状を予測することができます。変化の速度や程度は患者によって異なるために、予測が不可能な場合もありますが、多くの患者の変化を観察し経験を重ね、経験をリフレクション（下記）することによって、早期に患者の悪化に気がつくようになります。

●リフクレクション（内省）とは？

人材育成の分野において「自分自身の仕事や業務から一度離れてみて、仕事の流れや考え方・行動などを客観的に振り返ること」です。失敗したこと、成功したこともすべて含めて見つめ直し、気づきを得て、新たな行動へとつなげる未来志向の方法論です。

リフレクションに初めて着目したのは、組織学習を研究していたマサチューセッツ工科大学のドナルド・ショーンです。ショーンは、研究の中で管理職・科学者・デザイナーなど数多くの専門職に就く人々を観察しました。その結果、仕事で大きな成果を上げるには、働く中で現状も振り返りつつ、自分の行動や考え方をどうすべきか考えていることが重要だと知ります。この行動を「行為の中の内省（査察）」として提唱しました。

ショーンは、「行為の中の内省（査察）」とは、実際にものごとが終わったあとで内省するのではなく、継続的にものごとを行いながら現状を客観的に見つめることだと捉えています。

●患者とのコミュニケーション

私たちは、日常的によく知っている相手であれば、日常の会話やわずかな言動で相手の精神状態や体調を察知する能力があります。例えば、毎日会っている同僚や友達であれば、表情やちょっとした仕草でも、元気がないのかな、何かあったのかなと感じることがあります。

「あれ、おかしいな」「何となくいつもと違う」という感覚は、普段から患者と十分なコミュニケーションをとっていなければ気づくことはできません。入院患者にとって、看護師は時間的にも物理的にも患者に一番近い存在であるため、看護師が日頃から患者と十分なコミュニケーションをとり、患者のわずかな変化に着目することが必要なのです。

●インシデントやM&Mカンファレンスから学ぶ

ハインリッヒの法則を知っていますか？ アメリカの損害保険会社にて技術・調査部の副部長をしていたハーバード・ウィリアム・ハインリッヒが、アメリカのある工場で発生した約5,000件の労働災害について統計学的に調査・分析を行い発見しました。1件の重大な事故・災害があったら、その陰では29件の軽微な事故・災害が起こっており、さらにその陰では300件もの「ヒヤリ・ハット」したミスが起きている、という法則です。この法則は病院にも当てはまるとされています。大きな1つのアクシデントの背景には29のインシデント、そして300のミスがあるのです。

▼ハインリッヒの法則

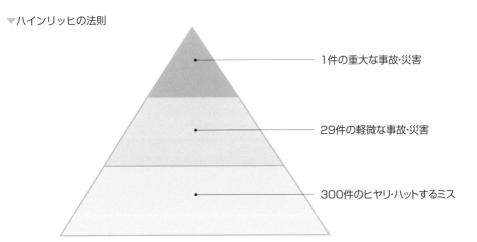

1件の重大な事故・災害

29件の軽微な事故・災害

300件のヒヤリ・ハットするミス

M&M（mortality & morbidity）カンファレンスとは、何らかの事象が発生したときに、事例を通して①何が起きたか、②なぜ起きたか、③どうすべきであったか、の3つのキーワードを明らかにし、どのような改善ができるか、という視点で院内の各部署が横断的に、診療の質とシステムの改善を目的に行うカンファレンスです。

急変などの事例を通して、丁寧に原因を検索して次に活かす工夫をすることは、事故や急変を未然に防ぐことにつながります。事例を共有し、原因分析の視点に着眼することが大切です。急変などが起こる前に前駆症状が存在し、アセスメント不足で見逃していた可能性もあります。

▼PMDA医療安全情報

「PMDA医療安全情報」で提供する情報は、これまでに収集されたヒヤリ・ハット事例や副作用・不具合報告の中から、同様の事象が繰り返し報告されている事例もしくは添付文書改訂等を通知した事例などについて、PMDAが医師・薬剤師・看護師・臨床工学技士等の医療従事者や人間工学分野などの専門家および医薬品または医療機器製造販売業者の業界団体の意見を参考として、医療従事者に対して安全に使用するために注意すべき点などを図解等を用いてわかりやすく解説し、広く周知することを目的に作成したものです。

出典：https://www.pmda.go.jp/safety/info-services/medical-safety-info/0001.html

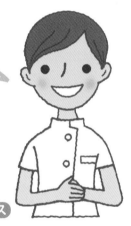

看護師は病院の中でも、とても重要なポジションなのは周知の事実です。いつも患者の一番近くにいるのは看護師です。患者の様子がいつもと違うことも看護師が一番先に気がつくことができます。この異変に気づくということは、当たり前ですが患者の普段の状態を知っておく必要があります。

先輩ナース

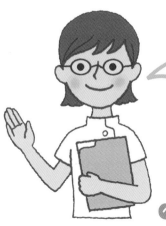

そのためには、患者とコミュニケーションをとり、患者個々の日常を観察しておくことが必須です。このことが小さなことも気づける看護、そして医療へとつながっていくと思います。

ベテランナース

呼吸のフィジカルアセスメント

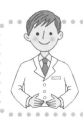

急変時は、生命に関わる重大な問題から観察して対応することが重要です。特に呼吸は急変前から前兆があるため、普段から丁寧に観察することが大切になります。

呼吸は急変を早く知らせるバイタルサイン

患者の異変をいち早く捉えることができる可能性がある、という観点から、バイタルサインの中で最も重要なのが呼吸回数です。呼吸回数が増加している際には急変の可能性があります。

● 呼吸とは

呼吸とは、生命維持するのに必要なエネルギーの産生を行うために酸素を取り入れ、代謝の結果として生じた二酸化炭素を排出することです。呼吸器を空気が通る順に見ていくと、鼻や口から吸い込んだ空気は、咽頭、喉頭、気管、気管支へと移動していきます。気管支は左右に分岐し、右肺・左肺に分かれます。さらに葉気管支から細気管支、終末気管支へと枝分かれしていき、呼吸器細気管支、肺胞管、肺胞嚢、肺胞へと続いていきます。

こうして取り込んだ空気と、肺動脈を流れる血液との間で、酸素と二酸化炭素の交換がなされることを外呼吸と呼びます。また、末梢組織は動脈から酸素を取り入れ、二酸化炭素を静脈に排出しており、これを内呼吸と呼んでいます。

呼吸の状態を知ることによって、呼吸機能の異常をアセスメントすることができます。

● 呼吸回数が重要な理由

身体が何らかの危機状態にあるとき、生体はまず酸素を取り込もうとします。そのため、血圧や脈拍といったバイタルサインの変化に先んじて、呼吸回数の増加が現れる傾向があります。したがって、患者の訴えがなくても、呼吸回数の変化のみが先行している段階で適切にアセスメントすることができれば、患者の異変に気づくことができる可能性があります。

● 呼吸の正常を正しく理解する

年齢などの条件が異なると多少の違いはありますが、正常な呼吸回数は、成人で12~24回/分、徐呼吸10回/分以下、頻呼吸30回/分以上です。

呼吸回数の測定方法は、まず患者に呼吸回数を数えていることを悟られないように注意しつつ、話をせずにリラックスして安楽な体位をとってもらいます。1分間で呼吸回数を数えます。15秒間のみ数えた場合、1回分の誤差があるとすると4倍して4回分の誤差になってしまう可能性があります。

● 呼吸のアセスメント

呼吸数の測定時には、呼吸の視診を一緒に行います。患者の顔から徐々に胸郭運動を確認します。表情、胸郭の左右差、呼吸補助筋の使用、呼吸のタイミング（リズム）を見ます。また、聴診器を使用せずに呼吸音も聞きます。

皆さんも走ったあとなど激しい運動を行ったあとは、呼吸回数を上げて、鼻腔・口腔を広げる、顎や肩を動かす、腹筋を使うなど一生懸命呼吸をしようとしますね。

逆に呼吸回数が少なすぎてもよくありません。呼吸回数が減少するということは、意識障害などの可能性も考えられます。

呼吸に伴う両胸郭の上がりの左右差を確認します。これは、患者の下肢側から正面を向いて観察するとわかりやすいです。

▼呼吸困難に伴う患者の変化

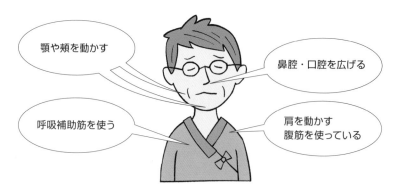

顎や頬を動かす

鼻腔・口腔を広げる

呼吸補助筋を使う

肩を動かす
腹筋を使っている

● 呼吸リズムを確認する

異常な呼吸パターンには、無呼吸と過換気を周期的に繰り返すものや、突然速くなったり普通になったりを繰り返すものがあります。

● 異常な呼吸リズムの種類とその原因

・チェーンストークス呼吸

無呼吸期を伴う周期性呼吸で、15～20秒の無呼吸➡深く速い呼吸➡浅くゆっくりした呼吸が繰り返されます。重症心不全・脳疾患・薬物中毒で見られます。

チェーンストークス呼吸

・ビオー呼吸

浅くて速い呼吸と無呼吸（10～60秒）が交互に出現します。頭蓋内圧亢進で見られます。

ビオー呼吸

・クスマウル呼吸

異常に深くゆっくりした呼吸。昏睡時・代謝性アシドーシス・尿毒症で見られます。

クスマウル呼吸

・失調性呼吸

リズムがまったく不規則な呼吸。呼吸停止に移行する危険性があります。

失調性呼吸

● 呼吸音を聴診する

次に患者の呼吸音を聞いていきます。挨拶や声かけに反応する患者の声の質を確認してください。スムーズに発声ができるかも確認します。声かけに対してスムーズに発声できたら、気道が開通していることになります。また、スムーズに発声できても痰が絡んだ湿性嗄声があるかもしれません。この場合には気道内分泌物が上がってきて、うまく排痰できていない状態なのかもしれません。いつもと異なる声や呼吸音になっていないか、意識して聞きます。

普段、私たちが聞いている肺音は、呼吸音と副雑音に分けられます。**呼吸音**は生理的な音で、正常な呼吸音には気管呼吸音と気管支呼吸音、肺胞呼吸音が含まれます。呼吸音の異常には注意が必要です。呼吸音に異常がある場合には、呼吸音が弱くなる、聞こえなくなるという呼吸音の消失や減弱といった状態のほか、ゆっくりとしか息を吐けなくなる呼気の延長といった状態の音が聞こえることがあります。

聴診を行う際は、正常な呼吸音を知っていることが大切です。呼吸音は下の図のように分類されます。

▼呼吸音の種類

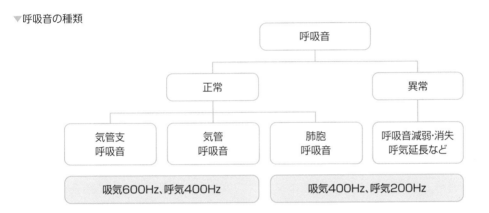

呼吸音ではない音のことを**副雑音**といいます。副雑音にはラ音と胸膜摩擦音があり、ラ音は捻髪音、水泡音、笛音、いびき音の4つに分けられます。実際に患者さんを聴診すると、ラ音はよく聞く異常音です。

捻髪音と水泡音の最も大きな違いは、音の高さ（周波数）です。捻髪音は高い音、水泡音は低い音という特徴があります。また、もう1つの特徴的な違いは、音の持続時間です。捻髪音の長さは約5msec（0.005秒）で、水泡音の長さは約

15msec（0.015秒）です。つまり、水泡音のほうが長く聞こえます。

捻髪音は「チリチリ、パリパリ」という音です。水泡音は、吸気初期または全吸気時に聞こえる「ゴロゴロ、プツプツ」という音です。捻髪音は呼気時に閉塞した末梢気道が吸気時に開放する音、水泡音は気道内の水泡がはじける音になります。

水泡音は、末梢肺（肺胞または間質領域）の病変でも聞こえるという例外があります。

▼副雑音の種類

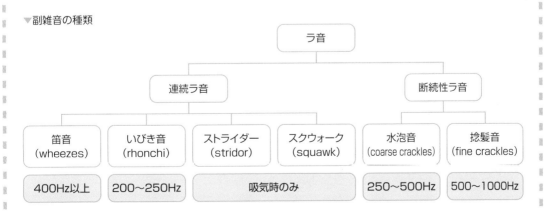

● 呼吸する体位を確認する

　異常な呼吸は体位にも影響を及ぼします。**起座呼吸**は、仰臥位で増悪し、座位で呼吸が改善する呼吸困難があることを示します。これは腹水や左心不全、横隔膜麻痺の可能性があります。側臥位は、健側が下側になることによって安楽になる可能性があります。片側肺炎やうっ血性心不全などの可能性が考えられます。**奇異呼吸**は腹部が吸気時に凹み、呼気時に膨らみます。神経筋疾患、頸髄損傷などの可能性があります。

● 呼吸に関連する検査

　異変を見逃さないためには、フィジカルアセスメントだけでは十分ではないこともあります。その場合には、血液ガス分析、胸部X線やCT、肺機能検査などを行います。それぞれの検査がどんな目的で行われるのか、患者さんがその検査を受けるときに看護師はどんなことに気をつけるべきなのかを知ることも大切です。

SOFAスコアとqSOFAスコア

　SOFAスコアは、呼吸・循環系や中枢神経系、肝臓、腎臓および凝固系といった臓器障害を簡便に点数化し、その合計点で重症度を判定することを目的に作成されました。作成当初はSepsis-related Organ Failure Assessment (SOFA)、つまり敗血症による臓器障害の評価方法として使用されていましたが、のちにSequential Organ Failure Assessment (SOFA)と改名されました。

　2016年2月、敗血症の定義が改定されて「感染症に対して制御不可能な宿主反応が生じ、生命を脅かす臓器障害を伴う」とされ、診断基準として集中治療室(以下、ICU)ではSOFAスコアが、一般病棟や外来ではqSOFAスコアが用いられることになりました。qSOFAスコアは、意識レベル、呼吸数、血圧の3つのサインのみで評価できるツールです。各1点として2点以上ある場合に敗血症を疑います。

　このように、呼吸回数は敗血症を疑うためにも重要なサインなのです。qSOFAのスコアだけに着目するのではなく、患者に起こり得る感染症の病態、触診による熱感の有無などを確認しながら病態を推測できるとよいでしょう。

▼qSOFA (Quick Sequential [Sepsis-related] Organ Failure Assessment) のスコア

項目		点数
血圧	収縮期血圧100mmHg以下	1
呼吸数	22回/分以上の頻呼吸	1
意識レベル	意識障害(GCSで15未満)	1

2点以上あれば敗血症を疑う

循環のフィジカルアセスメント

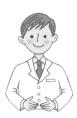

循環の要素を大きく分類すると、心臓のポンプ作用、体血管抵抗、循環血液量の3つです。循環動態になにかしらの変調をきたした場合には、これらの要素のうちの1つ以上の変化が起きています。循環に起きた変調をキャッチするために、循環の要素がどのように作用してフィジカルアセスメントで確認することができるのか確認していきましょう。

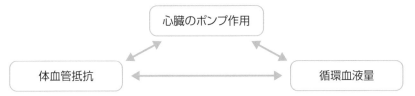

循環の要素

　循環は心臓・血管・循環血液量の3つの要素によって構成されています。

　心臓は血液を拍出するポンプとして機能し、心臓の内圧、拍動、仕事量、拍出量、心筋の弾性が循環全体に影響します。**体血管抵抗**は、血管弾性、血管抵抗、血管容量を調整することで血流配分と心臓への還流調節を行います。**循環血液量**は循環系のシステム内を流れる血液の総量であり、血液の粘度の影響を受けて変動します。

　血行動態は、血圧・血流速度・方向・脈拍数など血流と血管壁の力学的相互作用に関するものをいい、循環動態は血行動態を含むこれらの心機能・運動能、自律神経系による調節機構を指します。

　循環の要素をさらに細かく見ていくと下の図のようになります。

▼循環の要素

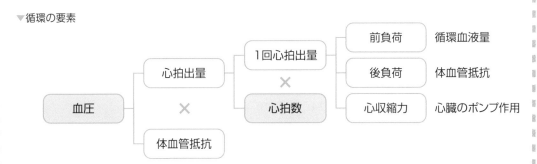

しかし、これらの要素うち、私たちは普段モニターで血圧と心拍数しか見ることができません。そのため、循環を構成する要素と、血圧を構成する要素の関係性を十分に理解しておくことが、アセスメントを行ううえで重要となります。

● **血圧のアセスメント**

　血圧測定は、看護師にとって親しみ深いものであると思います。急変を察知するサインとしての血圧は、バイタルサインとして重要な意味を持ちます。

　収縮期血圧は、心臓が収縮して血液を全身に送り出すときに血管にかかる最大の圧力のことです。また、**拡張期血圧**は、心臓が拡張して全身から心臓へと血液が戻るときに血管にかかる最小の圧力のことです。

▼収縮期血圧と拡張期血圧

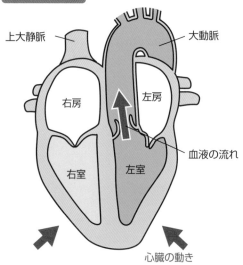
収縮期血圧

上大静脈　大動脈
右房　左房
血液の流れ
右室　左室
心臓の動き

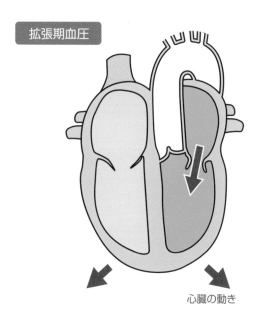
拡張期血圧

心臓の動き

　血圧とは、血液が血管内を流れる際に血管壁に及ぼす圧力のことをいい、主に心拍出量と末梢血管抵抗によって決まります。

　心拍出量は、心臓が1分間に送り出す血液の量を指し、心拍数と1回拍出量に比例します。例えば、運動によって心拍数が上昇した場合、心拍出量が増加するため血圧が上昇します。

　末梢血管抵抗は、末梢血管での血液の流れにくさを表しています。例えば、冬の寒い時期、私たちの身体はブルブル震えたりします。これは、末梢血管が収縮して（末梢血管抵抗が高くなる）熱を逃さないようにしているためです。血圧は患者

の異常を知らせる大切なシグナルであり、定期的あるいは持続的に血圧を測定し、異常の早期発見に努める必要があります。

　収縮期血圧と拡張期血圧の差のことを**脈圧**といいます。脈圧の平均値は、40～50mmHg程度です。心拍出量が減少すると収縮期と拡張期の血圧の差が小さくなります。つまり、脈圧が減少します。脈圧／収縮期血圧を**脈圧比**といいます。脈圧比が25％以下のとき、心係数（CI）は2.2以下になるといわれています。つまり、血圧を測定することによって心機能の状態を推測することが可能となります。

▼脈圧

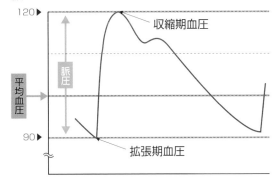

$$脈圧 = 収縮期血圧 - 拡張期血圧$$

$$脈圧比 = \frac{収縮期血圧 - 拡張期血圧}{収縮期血圧}$$

脈圧比:25%以下のとき
CI:2.2以下に相当

● 脈拍のアセスメント

脈拍数 (Pulse Rate:PR) は体表から触診できる動脈の拍動のことで、心拍出による動脈内の圧変動が末梢に伝播して測定することが可能となります。正常な場合は、心拍数と脈拍数は同等になります。しかし、心拍数と脈拍数が一緒にならない場合もあります。例えば、期外収縮では脈の欠損が起こり、心拍数よりも脈拍数のほうが少なくなります。これを**脈拍欠損**といいます。脈拍欠損は、心拍はあるものの心拍出量が不十分であり、末梢動脈まで脈が伝わらないために起こります。

脈拍はただ数を数えるだけでなく、丁寧にアセスメントすることで、循環動態に関する多くの情報を得ることができます。

▼脈拍測定のポイント

❶脈拍数
脈の拍動回数です。成人の正常値は、60〜80回/分です。小児では多く、高齢者では少なくなります。

❷脈拍のリズム (調律)
正常の場合、脈拍は一定のリズムで刻まれています。脈拍と心臓のリズムは一定です。このように、心臓のリズムが等間隔の状態のことを「洞調律」といいます。不整脈が起きているときは、リズムが一定ではなくなります。

❸脈の大きさ
脈拍の大きさとは、拍動の振幅の大きさです。脈の大きさは、測定動脈に触れている指が、どれくらい持ち上げられるかで判断します。脈の大きさは、前述の「脈圧」を意味します。

❹脈拍の立ち上がり
「脈拍の立ち上がりが速い」とは、脈拍1回の中で圧力が急に強くなったり弱くなったりすることです。このように脈拍の立ち上がりが速い状態を「速脈」といいます。「脈拍の立ち上がりが遅い」状態とは、脈拍1回の中で圧力が強くなったり弱くなったりする速さが緩慢なことです。脈拍の立ち上がりが遅い状態のことは、「遅脈」といいます。脈拍の立ち上がりから、「左心室」の収縮機能の状態を推測できます。

❺脈拍の緊張度
脈拍の緊張度とは、「どのくらいの力を加えたら拍動が触れなくなるか」の度合いのことです。動脈に2本の指を沿わせ、身体の中心に近い側の指で動脈を圧迫します。その後、末梢側の指で脈拍に触れることができるかどうかを調べます。
動脈を圧迫するのに強い力が必要な場合、緊張が強く、「硬脈」といいます。弱い力で圧迫できるときは、緊張が弱く、「軟脈」といいます。

触知できる動脈には、総頸動脈・上腕動脈・橈骨動脈・大腿動脈・足背動脈などがあります。皆さんが観察している際に、脈拍を触知できないことがあった場合には、すぐに処置ができる準備を行いましょう。

▼脈拍を触知できない場合の血圧の目安

脈拍触知部位	血圧の目安（収縮期血圧）
橈骨動脈触知不可	80mmHg以下
大腿動脈触知不可	70mmHg以下
総頸動脈触知不可	60mmHg以下 ➡ 心停止

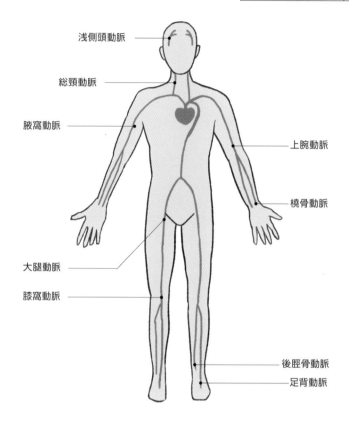

浅側頭動脈
総頸動脈
腋窩動脈
上腕動脈
橈骨動脈
大腿動脈
膝窩動脈
後脛骨動脈
足背動脈

総頸動脈は、意識障害やショックなどで末梢動脈が触知しにくい場合に用いられます。
橈骨動脈は、触知が容易なために最も多く用いられます。
大腿動脈は、橈骨動脈が触知できない場合に用います。肥満患者では触知が困難です。
足背動脈は、個人差が大きく健常者でも10%で触知ができません。

● 心音のアセスメント

　心音とは、心臓の弁が閉じる音で、Ⅰ音「ドッ」とⅡ音「キン」の2つの音で心臓の収縮と拡張を表しています。Ⅰ音が鳴り（僧帽弁と三尖弁が閉じる）、心室は収縮し、左右の心室から大動脈・肺動脈へ向けて強く血液を送り出します。これが収縮期です。次にⅡ音が鳴り（大動脈弁と肺動脈弁が閉じる）、血液が心室に流入し始めます。これが拡張期です。Ⅰ音とⅡ音は、正常な心臓であれば必ず聞かれる音です。心臓に異常がある場合には、Ⅲ音（Ⅱ音のあと）とⅣ音（Ⅰ音の直前）が聴取されます。弁の閉鎖不全や狭窄があると心雑音が生じるため、疾患の鑑別にも役立ちます。

意識のフィジカルアセスメント

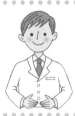

心肺蘇生で最初に確認することは何でしょうか。最初に声をかけて意識があるかを確認しますね。急変や状態の変化において意識の有無を評価していることになります。意識障害は脳神経の評価だけでなく、今まで確認してきた循環、呼吸にまつわる評価にも関わってきます。

意識とは何か

意識とは、「刺激に対する反応」や「覚醒が維持されている状態」のことであり、これらが障害されることによって意識障害をきたします。一般的に意識障害の症状は脳の機能低下によって起こることが多いですが、原因は多彩です。また意識障害の程度は疾患や病態によって異なります。

● 意識障害とは

日本救急医学会では「意識とは、外界からの刺激を受け入れ、自己を外界に表出することのできる機能を意味する」また「意識障害とはこの認知機能と表出機能が低下した状態である。意識障害は大脳皮質または皮質下の広範な障害、視床下部の病変、または脳幹の上行性網様体賦活系の障害により起こる」と説明しています。

● 意識レベルのアセスメント

意識の状態の確認は、入院患者と初めて会ったときから始まります。朦朧としていたり言動がおかしいといった、一瞬で感じ取れる意識の異変も立派な意識障害になります。意識状態の観察にあたっては、日頃から五感をフルに使い、患者の言

動や表情を確認しましょう。また、患者に意識障害がある場合には、家族から普段の様子を聴取しておくことも大切になります。

意識障害の指標としてJapan Coma Scale（JCS）やGlasgow Coma Scale（GCS）があります。JCSは数値が大きいほど重症、GCSは数値が小さいほど重症になります。また救急用で簡便な評価方法として**AVPUスケール**があります。

・AVPUスケール[1]

AVPUスケールは、患者が病院に到着した時点での初期評価において、重症度の大まかな判断に使用します。AVPUスケールは、どのような刺激に対して反応が認められるかで意識レベルを4段階に分類したものです。A（alert）はもともと意識がはっきりしている状態、V（response to verbal stimuli）は声をかけると反応するが、意識はもうろうとしている状態、P（response to pain stimuli）は痛み刺激には反応するが、声をかけても反応がない状態、U（unresponsive）はまったく反応がない状態です。A以外は何らかの意識障害があると判断します。

A：alert	覚醒して見当識あり	ECS 1桁
V：verbal	言葉により反応するが、見当識なし	ECS 1～2桁
P：pain	痛みにのみ反応する	ECS 2～3桁
U：unresponsive	言葉にも痛みにも反応しない	ECS 3桁

1）田中幸太郎. 意識障害の定量的評価. レジデント, 3(9). 医学出版. 2010

・JCS（Japan Coma Scale）[2]

　JCSは、日本で広く使用されています。3-3-9度方式とも呼ばれ、数値や桁数から重症度を判断し共有できます。JCSは、覚醒しているかを3段階で分類し、さらに刺激への反応から3段階の分類を行うことによって、意識レベルを0〜300の点数で評価します。開眼するかどうかに重きが置かれており、四肢の反応があっても重症度が高くなるという特徴があります。

Ⅰ　刺激で覚醒しない	300　痛み刺激にまったく反応しない
	200　痛み刺激で少し手足を動かしたり、顔をしかめる
	100　痛み刺激を払いのける動作をする
Ⅱ　刺激で覚醒する	30　痛み刺激を与えつつ呼びかけを繰り返すと、かろうじて開眼する
	20　大きな声または揺さぶることにより開眼する
	10　普通の呼びかけで容易に開眼する
Ⅲ　覚醒している	3　自分の名前が言えない
	2　見当識障害がある
	1　だいたい清明だが、いまひとつはっきりしない

・GCS（Glasgow Coma Scale）[2]

　GCSは、アメリカをはじめとして世界で一般的に使用されている指標です。もともと頭部外傷患者の意識レベルを評価するために作られており、開眼・言語・運動の3項目を独立に評価し、合計点から重症度部類を行うため、多角的に意識レベルを評価できます。

　3〜15点のスコア化で表現され、15点：正常、14〜13点：軽症、12〜9点：中等症、8点以下：重症。何も刺激しなくても開眼し、名前・日付などの会話も可能で、指示に従い手足を動かすことができれば、E4V5M6＝15点となります。

開眼（E）Eye Opening	自発的に開眼する	4
	呼びかけにより開眼する	3
	痛み刺激により開眼する	2
	まったく開眼しない	1
言語（V）Best Verbal Response	見当識はある	5
	混乱した会話	4
	不適当な会話	3
	理解不明の音声	2
	まったくない	1

運動（M）Best Motor Response	命令に従う	6
	痛みを払いのける	5
	痛みに逃避屈曲	4
	痛みに異常屈曲	3
	痛みに異常伸展	2
	痛みにまったく反応がない	1

2) 田中幸太郎. 意識障害の定量的評価. レジデント, 3(9). 医学出版. 2010

除皮質硬直 （M3 に相当する）四肢の異常な屈曲運動

上肢は屈曲内転

下肢は伸展内転

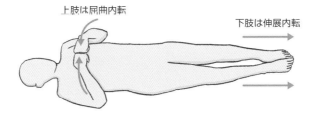

除脳硬直 （M2 に相当する）四肢の異常な進展反応

下肢は伸展

上肢は伸展内転

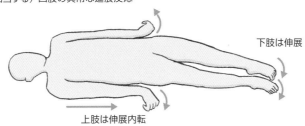

　通常、姿勢の保持や平衡機能の維持は、筋緊張の調整をつかさどる脳幹網様体の外側にある下行性網様体賦活系で行われています。脳幹が障害されると、下行網様体賦活系が遮断されて異常な筋緊張が生じます。異常姿勢は、脳幹の障害の程度を表すサインになります。

● **瞳孔のアセスメント**

　瞳孔は、瞳の真ん中にある円形の部分で、縮小・拡大によって目の中に入れる光の量を調節しています。瞳孔の大きさは、動眼神経が調整しています。意識障害の程度やその原因や障害されている部位の確認のために、瞳孔をアセスメントする必要があります。瞳孔を観察する際には、明るすぎる／暗すぎる照明を避けるようにしましょう。

▼瞳孔の観察ポイント

❶瞳孔の形
　通常は、円形をしている。瞳孔の形の異常には、先天的な異常と後天的な異常、脳神経の異常がある。先天的な異常には、無虹彩、虹彩欠損、瞳孔膜遺残があり、後天的な異常には内眼手術後の癒着、外傷、ブドウ膜炎などがある。
　脳神経の異常では、中脳障害が考えられ、瞳孔の形は不正円になり対光反射が消失する。
❷瞳孔の大きさ
　瞳孔径の正常値は2.5〜4.0mmであり、2.0mm以下で縮瞳、5.0mm以上で散瞳といわれます。両側に縮瞳が見られる場合には、橋の障害が考えられる。また、両側の散瞳がある場合、延髄を含む脳幹に、広範囲に障害が起こっている可能性がある。
❸左右差の有無
　左右差が0.5mm以上ある場合、左右差ありとなる。片側の瞳孔の散大は、散大している側の動眼神経の麻痺が考えられる。
❹対光反射の有無
　対光反射とは、瞳孔に光を当てたときに縮瞳する反応のことである。対光反射の判定には、迅速・緩徐・消失があり、正常なのは「迅速」である。対光反射を調べることで、中枢神経の正常な機能を確認することができる。対光反射には、光を当てたほうの瞳孔が収縮する直接対光反射と、光を当てたのと反対の瞳孔が収縮する間接対光反射がある。

意識障害の原因

意識障害の原因は、「頭蓋内病変」と「頭蓋外病変・病態」の2つに大別されます。意識障害の原因となる頭蓋内病変には脳血管障害、脳髄膜炎、頭部外傷、精神科疾患などがあります。また、意識障害の原因となる頭蓋外病変・病態は多岐にわたります。

● 頭蓋内病変による意識障害の原因

頭蓋内、脳実質に障害が起きて意識障害となる場合は、大脳皮質の障害と脳幹の障害のいずれかまたは両方が原因だと考えられます。例えば、大脳皮質に障害が起こっても範囲が限定的な場合には、失語症などの症状が出たとしても意識障害には至らないことが多いです。意識障害を起こすのは、大脳皮質の障害が広範囲にわたる場合が多いです。

● 頭蓋外病変・病態による意識障害の原因

意識障害は、頭蓋内疾患以外にも全身性疾患が原因で発症する場合があります。不可逆的な脳障害を起こさないためにも、迅速な診断と治療が求められます。

意識障害の鑑別でよく用いられるのがカーペンターの分類です。AIUEOTIPSという呼び方のほうが知られているかもしれません。AIUEOTIPSとは、救急医療領域でよく用いられる意識障害の鑑別診断方法の頭文字を並べたものです。

オリジナルの並び順はAEIOUTIPSですが、日本ではAIUEOTIPS（アイウエオチップス）が広く覚えられています。

▼AIUEOTIPS（カーペンターの分類）

A	Alcohol/Acidosis	急性アルコール中毒、アルコール離脱症候群、アシドーシス
I	Insulin	低血糖、糖尿病性ケトアシドーシス、高血糖高浸透圧症候群
U	Uremia	尿毒症
E	Encephalopathy/Endocrine/Electrolytes	肝性脳症、高血圧性脳症、ウェルニッケ脳症、甲状腺・副腎疾患、Na、K、Ca、Mg
O	Overdose/Oxygen	薬物中毒、低酸素血症、CO_2ナルコーシス
T	Trauma/Temperature/Tumor	頭蓋内血腫、脳挫傷、低体温、脳腫瘍、腫瘍随伴症候群
I	Infection	髄膜炎、脳炎、脳膿瘍
P	Psychiatric	ヒステリー
S	Stroke/Seizure/Shock	脳卒中（くも膜下出血、脳出血、脳梗塞〈広範囲〉）痙攣、てんかん発作、循環不全（ショック）

出典：山崎誠士. 意識障害. 月刊ナーシング, 29(7). 学研メディカル秀潤社. 2009

せん妄

せん妄(Delirium)は、基礎身体疾患への悪影響、新たな身体疾患の併発、機能水準の低下、死亡率の増加、在院日数の延長、ヘルスケア資源の利用の増加、およびケア提供者の負担増加など様々な問題を引き起こすことが指摘されています。適切に診断、治療およびケアを行うこと、さらには予防も重要な課題となります。

●せん妄とは何か

いくつかの症状を伴う症候群のことで、アメリカの精神医学の診断基準の1つであるDSM-Ⅳ-TRでは、以下のように定義されています。

・注意を集中し、維持し、転導する能力の低下を伴う意識の障害がある。
・認知の変化(記憶欠損、失見当識、言語の障害など)、またはすでに進行し、確定され、または進行中の痴呆ではうまく説明されない知覚障害の出現。
・症状が短期間(通常、数時間から数日)のうちに出現し、1日のうちで変動する傾向がある。
・病歴、身体診察、臨床検査所見から、その障害が一般身体疾患の直接的な生理学的結果により引き起こされている。

●せん妄はなぜ起こるか

疾患の重症度が高いとせん妄発症のリスクが高まります。せん妄は多臓器不全の一種であり、全身性の炎症に伴って急性腎障害や急性肺障害が起こるように、脳に障害が起きた状態がせん妄であり、ただの精神的な混乱を示すのではなく、重要な臓器障害の1つであるといわれています。

●せん妄のアセスメントツール

せん妄は、見落とされがちであることが指摘されています。特に低活動せん妄は、見逃されやすく、一見穏やかに見え、手がかからないために放置されることも多いです。

しかし、せん妄を発症している患者は苦痛を感じていることがわかってきています。その苦痛は、過活動型せん妄も低活動型せん妄も同様であることがわかっており、適切な対応が必要となります。

せん妄の予防・発見のためには、日常的にアセスメントを行う必要があり、1回の勤務で1回以上は行うことが望ましいです。また、「何か変だな。何かおかしい」と思ったときには再評価する必要があります。

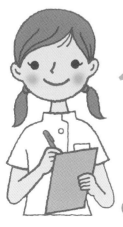

患者さんの日常を知る家族が「何か変だな」と思う感覚もとても大切です。ご家族にも説明して協力してもらいましょう。

新人ナース

Richmond Agitation-Sedation Scale (RASS)

ステップ1 30秒間患者観察（0～+4）

ステップ2 ❶大声で名前を呼ぶか、開眼するように言う
❷10秒以上アイ・コンタクトができなければ繰り返す
❸動きが見られなければ、肩を揺するか、胸骨を摩擦する

スコア	用語	説明	
+4	好戦的な	明らかに好戦的な、暴力的な、**スタッフに対する差し迫った危険**	
+3	非常に興奮した	**チューブ類またはカテーテル類を自己抜去**、攻撃的な	
+2	興奮した	**頻繁な非意図的な運動、人工呼吸器ファイティング**	
+1	落ち着きのない	**不安で絶えずそわそわしている**、しかし動きは攻撃的でも活発でもない	
0	意識清明な 落ち着いている		
−1	傾眠状態	完全に清明ではないが、呼びかけに**10秒以上**の開眼およびアイ・コンタクトで応答する	呼びかけ刺激
−2	軽い鎮静状態	呼びかけに**10秒未満**のアイ・コンタクトで応答	
−3	中等度鎮静状態	呼びかけに動きまたは開眼で応答するが**アイ・コンタクト**なし	
−4	深い鎮静状態	呼びかけに無反応、しかし、**身体刺激で動きまたは開眼**	身体刺激
−5	昏睡	呼びかけにも身体刺激にも**無反応**	

Confusion Assessment Method for the ICU (CAM-ICU)

ステップ1 RASSによる評価

RASSが−4または−5の場合、評価を中止し、あとで評価する
RASSが−4より上（−3～+4）の場合、以下のステップ2に進む

ステップ2 せん妄評価

所見1：精神状態の急激な変化または変動性の経過

＋

所見2：注意力の欠如

所見3：意識レベルの変化　　または　　所見4：無秩序な思考

出典：Ely EW ［井上茂亮訳、鶴田良介監修：ICUにおけるせん妄評価法（CAM-ICU）トレーニング・マニュアル］2014年
https://uploads-ssl.webflow.com/5b0849daec50243a0a1e5e0c/5bb419cbf487b4d2af99b162_CAM_
ICU2014-training_Japanese_version.pdf

所見1：急性発症または変動性の経過	スコア	チェック
基準線からの精神状態の急性変化の根拠があるか？ あるいは過去24時間に精神状態が変動したか？ すなわち、移り変わる傾向があるか、あるいは、鎮静スケール（例えばRASS）、GCSまたは以前のせん妄評価の変動によって証明されるように、重症度が増減するか？	どちらかに 該当する ➡	☐
所見2：注意力の欠如		
患者に「今から10個の数字を読み上げるので、1の数字を聞いたら、私の手を握って教えてください。」と伝え、下記の文字を3秒ずつかけて読み上げる。 **2 3 1 4 5 7 1 9 3 1** **エラー：1のときに手を握らなかった場合、また1ではないときに手を握った場合。**	エラーが 3つ以上 ➡	☐
所見3：意識レベルの変化		
現在のRASSスコアが意識レベル清明で落ち着いている（スコア0）以外である。	RASSの評価が 0以外 ➡	☐
所見4：無秩序な思考		
質問 1. 石は水に浮きますか？ 2. 魚は海にいますか？ 3. 1グラムは2グラムよりも重いですか？ 4. 釘を打つのにハンマーは使いますか？ **患者が答えを間違えたら、エラーとして数える。** **指示** ・評価者は患者に2本の指を挙げて見せ、「私と同じように、指を挙げてください。」と、患者に同じ数の指を挙げるように指示する。 ・「今度は反対の手で同じことをやってください。」と患者に指示を出す。その際"2本"とは言わないこと。また、麻痺などがある場合は「指をもう1本挙げてください」と指示を出す。 **指示の通りに動かすことができなければ、エラーとして数える。**	質問と指示を 合わせて2つ 以上のエラー ➡	☐
CAM-ICUの全体評価 所見1と2かつ3または4のいずれか = CAM-ICUに該当	該当する所見 ➡	CAM-ICU 陽性 （せん妄あり）
	該当しない所見 ➡	CAM-ICU 陰性 （せん妄なし）

出典：ICU におけるせん妄評価法（CAM-ICU）トレーニング・マニュアル
　　　https://uploads-ssl.webflow.com/5b0849daec50243a0a1e5e0c/5bb419cbf487b4d2af99b162_CAM_ICU2014-training_Japanese_version.pdf

▼日本語版ICDSC (Intensive Care Delirium Screening Checklist)

1. 意識レベルの変化 (A) 反応がないか、(B) 何らかの反応を得るために強い刺激を必要とする場合は評価を妨げる重篤な意識障害を示す。もしほとんどの時間 (A) 昏睡あるいは (B) 混迷状態である場合、ダッシュ（－）を入力し、それ以上の評価を行わない。 (C) 傾眠あるいは、反応までに軽度ないし中等度の刺激が必要な場合は意識レベルの変化を示し、1点である。 (D) 覚醒、あるいは容易に覚醒する睡眠状態は正常を意味し、0点である。 (E) 過覚醒は意識レベルの異常と捉え、1点である。	
2. 注意力欠如：会話の理解や指示に従うことが困難。外からの刺激で容易に注意がそらされる。話題を変えることが困難。これらのうちいずれかがあれば1点。	
3. 失見当識：時間、場所、人物の明らかな誤認。これらのいずれかがあれば1点。	
4. 幻覚、妄想、精神障害：臨床症状として、幻覚あるいは幻覚から引き起こされていると思われる行動 (例えば、空をつかむような動作) が明らかにある。現実検討能力の総合的な悪化。これらのうちいずれかがあれば1点。	
5. 精神運動的な興奮あるいは遅滞：患者自身あるいはスタッフへの危険を予防するために追加の鎮静薬あるいは身体的抑制が必要となるような過活動 (例えば、静脈ラインを抜く、スタッフを叩く)。活動の低下、あるいは臨床上明らかな精神運動遅滞 (遅くなる)。これらのうちいずれかがあれば1点。	
6. 不適切な会話あるいは情緒：不適切な、整理されていない、あるいは一貫性のない会話。出来事や状況にそぐわない感情の表出。これらのうちいずれかがあれば1点。	
7. 睡眠／覚醒サイクルの障害：4時間以下の睡眠。あるいは頻回な夜間覚醒 (医療スタッフや大きな音で起きた場合の覚醒を含まない)。ほとんど1日中眠っている。これらのうちいずれかがあれば1点。	
8. 症状の変動：上記の徴候あるいは症状が24時間の中で変化する (例えば、その勤務帯から別の勤務帯で異なる) 場合は1点。	

出典：Bergeron N, Dubois MJ, Dumont M, et al. Intensive Care Delirium Screening Checklist: evaluation of a new screenig tool. Intensive Care Med, 27(5), 859-864. 2001
Dr.Nicolas Bergeronの許可を得て逆翻訳法を使用し翻訳
翻訳と評価：卯野木健、水谷太郎、櫻本秀明、聖路加看護大学、筑波大学臨床医学系、筑波大学附属病院

　このスケールはそれぞれ8時間のシフトすべて、あるいは24時間以内の情報に基づき完成される。明らかな徴候がある＝1ポイント：アセスメント不能、あるいは徴候がない＝0ポイントで評価する。それぞれの項目のスコアを対応する空欄に0または1で入力する。

chapter 3

急変時に必要な物品・機器

急変時に慌てることがないように、日常的に急変に必要な物品の確認や、
機器の点検を行います。慣れ親しむことが大切です。

急変時に使用する物品・機器

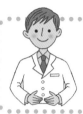

急変時に使用される物品は、多種多様なものがあります。もちろん、使用するのは緊急・急変のときですので、誰でもわかりやすく、すぐに使用できる状態をキープできることが重要です。

日常点検・整備

　治療が迅速かつ的確に行えるかどうかは、日常の点検・整備にかかっています。急変時に必要なものをただちに使用できるようにするには、急変対応に関わる医療者が共通認識を持てるように、物品や機器を院内で統一するなどの工夫が必要です。また、定期点検の周期も統一しておくとよいでしょう。

　点検には日常点検と使用後点検があります。日常点検は、定期的に決められた日に行うもので、使用後点検は、物品・機器を使用したあとに行います。

　点検のポイントは、必要なものが必要な分だけセットされているか、使いやすく整理整頓されているか、薬剤の使用期限や滅菌物の滅菌期限が切れているもの（あるいは、期限が迫っているもの）がないか、資器材の電池やバッテリーが切れていないか、などを確認することが大切です。

　特定の医療機器はもちろん臨床工学技士が点検します。しかし、救急カートや除細動器などの定期点検は、特定の係を決めるのではなく、看護師全員が持ち回りで担当します。このことにより、理解度に差がなくなり、緊急時にはどの看護師でも対応できる態勢になります。

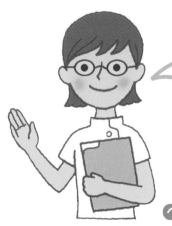

救急カートは、いざというときだけでなく、日常的に親しみ、中身を把握しておくことが大切です。

ベテランナース

救急カート

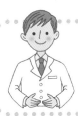

救急カートは、急変時にいつでも対応できるように救命に必要な一連の用具や薬剤を備えているカートです。日頃から救急カートに備えてあるものをいつでも使用できる状態にキープしておくことが重要です。

救急カートの目的

急変時の処置・治療には、救命を目的とした様々な医療用品、機器、薬剤が使用されます。救急カートは、緊急時にいつでも対応できるように救急に必要な一連の用具や薬剤をそろえたカートで、可動式大型救急箱ともいえます。緊急時の救急カートの役割は重要であり、救命の成否を左右するといってもいいので、備わっている機器類や薬品の定期的な整備、点検に基づいた用具・薬剤の補充が求められます。

救急カートに備えるべき物品

JRC蘇生ガイドラインで推奨されている物品を備えておくことが必要です。

●呼吸（気道）管理のための物品

気道確保：開口器、舌鉗子、経口エアウェイ（大・中・小）、経鼻エアウェイ（6.0〜7.0mm）など。

気管挿管・徒手換気：気管チューブ（7.0〜8.5mm）、喉頭鏡（3号、4号）、スタイレット、BVM（リザーバー付き）、ジャクソンリース、固定用綿テープ、バイトブロック、シリンジ10（カフ用）、キシロカインゼリーなど。

異物除去：吸引器、吸引チューブ（気管用、口・鼻腔用）、マギール鉗子など。

酸素投与：酸素マスク、鼻カニューレ。

▼救急カート

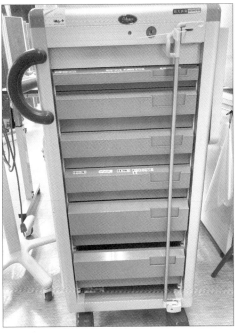

● 循環管理のための物品

静脈路確保：静脈留置針（20〜22G）、点滴セット、中心静脈カテーテルキット（シングル14〜16G）、駆血帯、アルコール綿、固定用テープ、救急用採血セット、血液ガス用キットなど。

薬剤投与：注射針（18〜23G）、シリンジ（1、2.5、5、10、20mL）。

その他：心臓マッサージ用背板など。

▼小児用救急カート

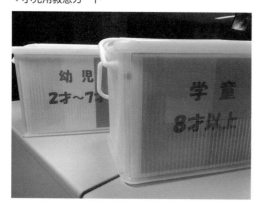

● 小児のための物品

前述したものは、成人用を想定したものであり、使用器具のサイズや薬品の使用量が異なる小児用救急カートも準備します。

通常の救急カートに加え、対象年齢や月齢に応じた物品や、体重によって投与薬剤が変わるため換算表などがあると、使用時のミスやタイムロスを防げます。

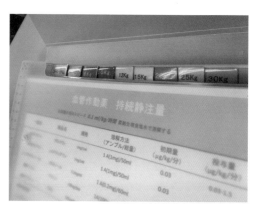

救急カートに備えるべき薬剤

JRC蘇生ガイドラインで推奨されている薬品を備えておくことが必要です。

▼救急カートに備えるべき薬剤

一般名	分類	主な適応
エピネフリン	昇圧薬	心停止、アナフィラキシーショック、重症低血圧
硫酸アトロピン	副交感神経遮断薬	症候性徐脈、房室ブロック、心静止、PEA
塩酸リドカイン	抗不整脈薬	VT、VF、PVC
アミオダロン	抗不整脈薬	除細動をかけても持続するVF、VT
塩酸ドパミン	昇圧薬	ショック、低血圧
ジアゼパム	抗不安薬	痙攣、鎮静

出典：JRC蘇生ガイドライン2015オンライン版、一般社団法人日本蘇生協議会
https://www.japanresuscitationcouncil.org/wp-content/uploads/2016/04/0e5445d84c8c2a31aaa17db0a9c67b76.pdf

● 輸液製剤

ナトリウム濃度が140mEq/L程度の輸液を低血糖時に使用します。アシドーシスや薬物中毒時の排泄促進にも使用します。

細胞外液確保　：ラクテック、ソリューゲン
ブドウ糖注射液：50％ブドウ糖
炭酸水素ナトリウム：メイロン

▼救急カート　見直しのポイント

救急カートの使用目的と役割
救急カートの使用目的や役割を明確にする

救急カート内の薬剤

●**薬剤の品目数**
品目は救急カートの使用目的を明確にして選択する
重要な薬剤はすぐに取り出せるように配置する

●**薬剤の内容**
迅速に準備できるようにシリンジ型やキット型（希釈製剤）の採用を検討する
新しい薬剤の採用により使われなくなった薬剤については、配置を見直すべきである

●**アナフィラキシーショック時の薬剤**
アナフィラキシーショック時に使用する薬剤を明示する

●**使用状況の把握**
品目の検討をするために、使用数を把握する

救急カート内の管理

●**施錠の問題**
救急カートは基本的に施錠しない
向精神薬などは別に施錠管理等を考える

●**小児用救急カート**
小児用救急カートのあり方は、病院全体で検討する

出典：救急カート 見直しのポイント、公益財団法人日本医療機能評価機構 認定病院患者安全推進協議会
　　　https://www.psp-jq.jcqhc.or.jp/post/deliverables/845

▼救急カートに備えられている薬剤

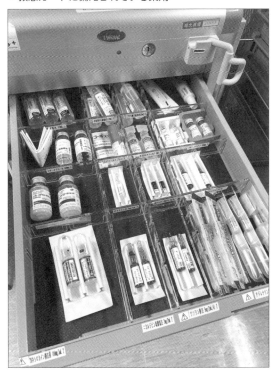

除細動器

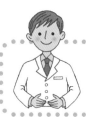

除細動器は、細動（心筋が震える状態）を起こした心臓に大きなエネルギー（電気ショック）を与え、心筋細胞を一度に興奮させ、正常な拍動に戻します。

除細動器の適応

除細動器の適応は心室細動（VF）と無脈性心室頻拍（pVT）だけでなく、電気ショックを同期して行う上室頻拍（PSVT）、心房粗動（AF）、心房細動（Af）があります。

同期とは、QRS波を認識してR波の直後に放電を行うことです。なぜ同期を行うかというと、心電図の中でT波に電気的な刺激が加わることによってshock on Tを作ってしまい、心室細動を誘発する危険があるからです。

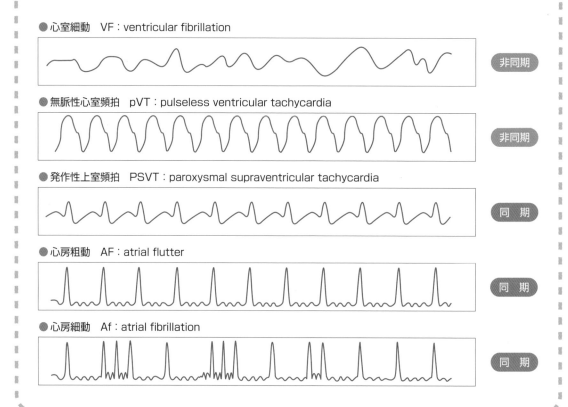

● 心室細動　VF：ventricular fibrillation　　非同期

● 無脈性心室頻拍　pVT：pulseless ventricular tachycardia　　非同期

● 発作性上室頻拍　PSVT：paroxysmal supraventricular tachycardia　　同　期

● 心房粗動　AF：atrial flutter　　同　期

● 心房細動　Af：atrial fibrillation　　同　期

除細動器の出力方法

除細動器は、電流の出力方法によって2種類あります。電流が1方向のみに流れる**単相性波形**（monophasic）と電流が2方向に流れる**二相性波形**（biphasic）があります。除細動器の種類によって異なります。

JRC蘇生ガイドラインでも心房性および心室性の不整脈の治療において、単相性波形よりも二相性波形が推奨されています。院内に二相性除細動器がなく使用できない場合は、単相性除細動器を使用してもよいとされています。

二相性波形は初回の電気ショック成功率が高く、電気ショック後の心筋障害が少ないという特徴があります。

▼電流の波形

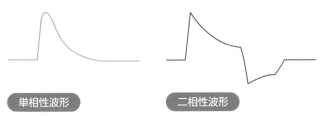

単相性波形	二相性波形
電流は1方向のみ	電流は2方向に流れる

除細動器の構造

除細動器の構造を次に示します。

▼除細動器の構造

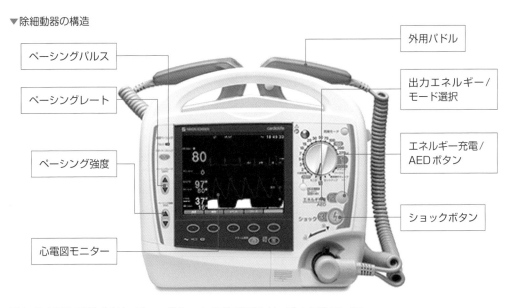

写真：日本光電工業株式会社　デフィブリレータ TEC-5600シリーズ カルジオライフ

モニター心電計

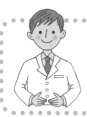

モニター心電計は、モニター心電図を測定するのに必要です。患者の心電図変化を連続的に監視する場合に使用され、心拍数を正しく表示します。不整脈の診断には適していません。

✚ モニター心電計の適応

12誘導心電図と異なり、情報量は少ないですが、長時間観察できるのがポイントです。そのため、ショックの患者、失神や動悸がある患者、急性心筋梗塞や不安定狭心症の患者、呼吸不全や電解質異常などで急変が予測される患者など、基本的に心臓のイベントなどにより急変のリスクがある患者に対して装着されます。

✚ 電極の位置

電極はディスポーザブルタイプが主流になっています。リードは赤・黄・緑の3色で色分けされています。

赤が右鎖骨の下の上胸部、黄が左鎖骨下、側胸部で左肋骨の下端に貼ります。筋肉の上に貼ると呼吸の変化を受けやすいので避けましょう。

▼電極の装着位置

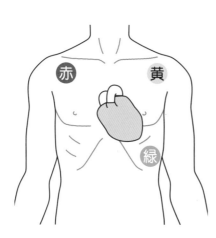

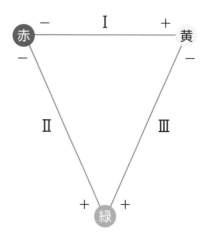

モニター心電図波形

　心電図モニターの3点誘導法では、12誘導心電図のⅡ誘導に近い波形が表示されます。Ⅱ誘導は12誘導の中でも、刺激伝導系の軸に沿った誘導で、最も標準的な波形です。

▼正常心電図

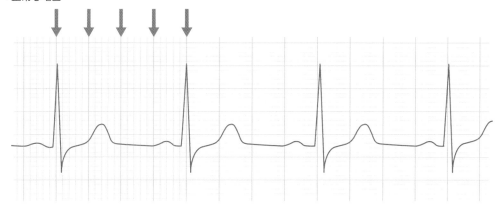

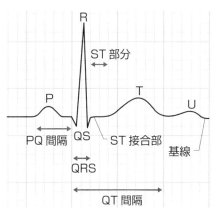

P波	：心房興奮。幅は、心房筋の脱分極の開始から終了までの時間。
PP間隔	：心房興奮の間隔。正常では洞周期。0.6～1.2秒(15～30mm)が正常。
PQ間隔	：房室伝導を反映。0.20秒以上なら異常。
RR間隔	：心室興奮の周期。PQ間隔が一定なら洞周期に一致。基準値は0.6～1.2秒。
QRS波	：心室興奮。幅は0.10秒(2.5mm)までが正常。
T波	：興奮終了(再分極)。
QT間隔	：活動電位の持続時間を意味する。
U波	：T波のあとに出現する小さい波。見られないことも多い。

心拍数の数え方

　心電図のR波が、記録紙のマス目の太い線(5mmごとの線)に重なって記録されている波形に注目します。最初のR波からR波が現れるまでに、太めのマス目が何個あるかを数えます。

$$300 \div \text{太いマス目の数} = \text{心拍数}$$

　上の「正常心電図」では、太めのマス目がちょうど4つあるので、300÷4=75となります。

12誘導心電計

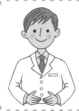

安静時の12誘導心電図検査は、心臓の筋肉が興奮する際に生じた電気を、身体の表面に貼ってある電極で記録します。マスター運動負荷では、階段昇降で心臓に負荷をかけることにより、安静時心電図では判定が困難な、虚血性心疾患や不整脈の判定に用いられます。

12誘導心電計の適応

不整脈、心房・心室の肥大、狭心症や心筋梗塞、WPW症候群、電解質異常、ジギタリス薬物作用、急性心膜炎などが疑われる患者に装着します。

12誘導心電計の装着ポイント

胸部誘導は色を確認して正しい位置に電極を装着します。特に胸部誘導は1肋間分ずれるだけで波形が変わり、正しい評価ができなくなることもあります。一方、四肢誘導は電極装着位置の変更が可能です。上肢なら手首から腕の付け根まで、下肢なら足首から足の付け根までの間で、波形に大きな変化はありません。

▼電極の装着位置

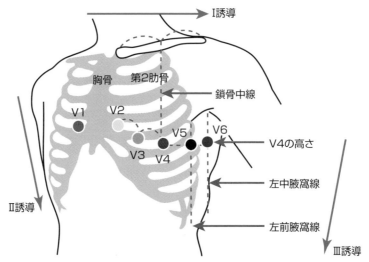

● 四肢誘導の電気のベクトル

　四肢誘導は、四肢に装着した電極によって電気のベクトルを見ています。右下肢はアースになりますので誘導は3誘導です。これらは2つの電極の電位差を見るので、**双極誘導**といいます。

I誘導：右から左へ向かう方向。右手をマイナス、左手をプラスと決めて、この方向に向かう興奮波を陽性、つまり基線より上に描きます。

II誘導：右上から左下の方向で、右手と左足の電位差をとっています。

III誘導：左上から左下方向で、左手と左足の両極の電位差です。

　右足のアースをゼロとして、右手から記録する電位は、**aVR**と呼びます。三角形の中点から右上の頂点に向かう方向です。

　左手は**aVL**で、左上の頂点に向かい、足での記録は**aVF**、これは真下方向です。この3つの誘導は**単極誘導**と呼びます。双極誘導（I誘導、II誘導、III誘導）と単極誘導（aVR、aVL、aVF）の各3誘導、合計6誘導が四肢誘導です。

● 胸部誘導

　四肢誘導が前方から見た心臓の電気現象を記録しているのに対して、胸部誘導は水平断面での電位を捉えています。身体を上からCTスキャンのように輪切りにして、上から見た形です。

▼胸部誘導の波形

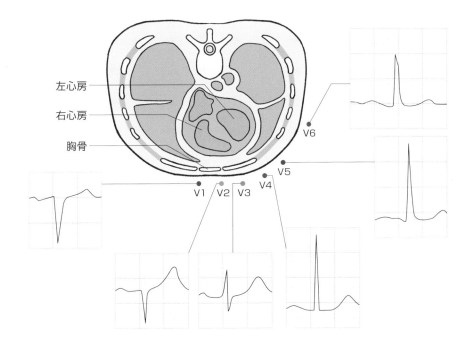

左心房
右心房
胸骨

V1 V2 V3 V4 V5 V6

パルスオキシメーター

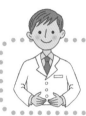

パルスオキシメーターは、経皮的動脈血酸素飽和度（SpO_2）を測定するために用いられます。

経皮的動脈血酸素飽和度（SpO_2）とは

SpO_2は、血液中にどの程度の酸素が含まれているかを示すものです。

SpO_2は、動脈血液中のヘモグロビンの何%が酸素を運搬しているか、を示しています。正常値は96%以上であり、95%未満は呼吸不全の疑いがあります。

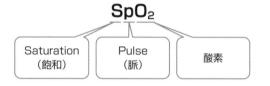

パルスオキシメーターの適応

酸素療法の適応の判断や酸素流量の決定をするために必要となります。酸素化を確認したい患者すべてに適応となります。

パルスオキシメーターの原理

ヘモグロビンは、波長の違う2種類の光を吸収します。ヘモグロビンのこの特徴を活かし、パルスオキシメータのプローブは2種類の光を送受信して検知しています。1つは660nmの赤色光であり、もう1つは940nmの赤外線です。これらの波長の光が指の毛細血管を通過する際にそれぞれ吸収される比率を測定し、算出しています。

パルスオキシメーターの原理上、マニュキュアなど、爪の染色により吸光に影響を与えるものは正確な測定の妨げとなる可能性があります。

SpO$_2$の正常値

健常成人ではSpO$_2$の正常値は96~99%です。

SpO$_2$は、動脈血を採血して血液ガス分析を行わなくてもPaO$_2$を推測することができます。

SpO$_2$が90%のときはPaO$_2$は約60mmHgであり、呼吸不全の状態だと判断できます。

SpO$_2$が75%のときはPaO$_2$は約40mmHgであり、心虚血性変化をもたらす危険性があります。

SpO$_2$が50%のときはPaO$_2$は約27mmHgであり、組織への酸素供給ができず、意識障害や昏睡状態に至る危険性があります。

SpO$_2$は、動脈血液中のヘモグロビンの何%が酸素を運搬しているか、を示しています。

先輩ナース

カプノメーター

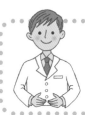

カプノメーターは、呼吸終末二酸化炭素分圧（EtCO$_2$）を持続的に測定する機械です。通常、採血後の血圧ガス分析にてPaCO$_2$を測定していると思いますが、カプノメーターを使えば簡便かつ非侵襲的に推測できます。

呼気終末二酸化炭素分圧（EtCO$_2$）とは[1]

EtCO$_2$は、呼気から吸気に転換する直前の二酸化炭素分圧が測定値として表示されるものです。呼気中にCO$_2$が含まれているかを示します。単位は2種類あり、mmHg（水銀柱ミリメートル）あるいはkPa（キロパスカル）が用いられます。日本ではmmHgで表示されるものが多いです。

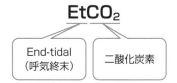

カプノメーターの適応

気管挿管後に、気管チューブが確実に気管内に挿入されたかどうか確認するために使用します。これはJRC蘇生ガイドラインでも推奨されています。食道に気管チューブが入っている場合にはCO$_2$が検出できません。

EtCO$_2$の正常値

EtCO$_2$の値は、PaCO$_2$（動脈血二酸化炭素分圧）の値を反映します。そのためPaCO$_2$を推測することができます。

正常値は35〜45mmHgです。EtCO$_2$はPaCO$_2$よりも数mmHg低く表示されます。

1）小谷透、ゼロからわかる人工呼吸器ケア、p.140、成美堂出版、2017年

カプノメーターの波形

　カプノグラムは、測定された二酸化炭素ガス分圧の変化をグラフとして表したものです。

▼正常なカプノグラム

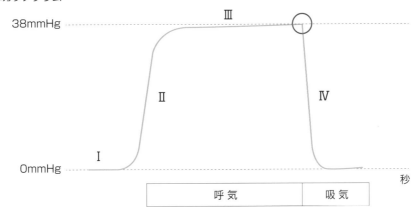

第I相	吸気が終わり呼気に転換、解剖学的死腔内のガスが呼出される。二酸化炭素ガス分圧はほとんどない。
第II相	肺胞内からの二酸化炭素ガスが呼出され始めるため、急上昇する。
第III相	肺胞からの二酸化炭素ガスがほとんどを占めるため、緩やかに上昇する。肺胞プラトー部と呼ぶ。
第IV相	呼気から吸気に転換、二酸化炭素ガス分圧は基線に戻る。

気管チューブが確実に気管内に挿入されたことを確認するためのカプノメーターの使用は、患者にとって安心感が得られます。

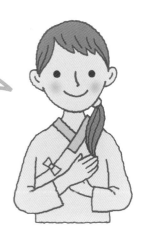

患者さん

MEMO

chapter 4

心肺蘇生法（CPR）

JRC蘇生ガイドラインに基づいてアルゴリズムを確認していきます。

心肺蘇生法

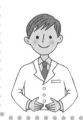

心肺停止状態の患者の呼吸・循環機能を維持する目的で、胸骨圧迫と人工呼吸を行うことです。一次救命処置(BLS)と二次救命処置(ALS)に分けられますが、それぞれが独立しているわけではなく、救命の連鎖でつながっています。蘇生の手順について、チームの全員が共通の認識を持って進めていくことが大切です。そのためにも、チームでの共有材料としてアルゴリズムが大切になります。ここでは、心肺蘇生法のアルゴリズムを確認します。

心肺蘇生法とは

心肺蘇生法は、心肺機能が停止した状態にある傷病者の自発的な血液循環および呼吸を回復させる試みのことをいいます。また、一連の手技のことも**心肺蘇生法**(Cardiopulmonary Resuscitation：**CPR**)といいます。心肺蘇生法は、一次救命処置(Basic Life Support：BLS)と二次救命処置(Advanced Life Support：ALS)に分かれています。

一次救命処置(**BLS**)は、医療従事者に限らず誰でも行うことができることができるCPR方法のことをいいます。BLSは、緊急病態(心肺停止)の認知、救急医療システムへの通報、気道確保(airway)、人工呼吸(breathing)および心臓マッサージ(circulation)により自発的な血液循環および呼吸を回復させる試みを指します。また、このうちの気道確保、人工呼吸、心臓マッサージの3つの手技を**基本CPR**といいます。

二次救命処置(**ALS**)とは、病院内などで医師を含む医療従事者のチームによって行われる高度な心肺蘇生法を指します。基本CPRに加えて、気管挿管をはじめとする確実な気道確保と高濃度酸素投与、電気的除細動(defibrillation)および静脈路確保と薬物投与を主体とした手技になります。

また、心肺停止患者が**心拍再開**(Return Of Spontaneous Circulation：**ROSC**)をした場合でも、患者の死亡率は依然として高いといわれています。その一方で、心停止から生還した患者さんにも通常の生活を営むことができる可能性があります。そこで、心肺停止患者が心拍再開をしたあとの管理も重要になってきます。

一次救命処置

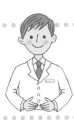

一次救命処置（BLS）は、先にも述べましたが、医療従事者に限らず誰でも行うことができるCPRの方法のことをいいます。ここでは、医療環境が整った病院内で行われるBLSのアルゴリズムについて確認します。

一次救命処置のアルゴリズム

一次救命処置は、基本的には専門的な器具や薬品などを使う必要がない心肺蘇生法です。JRC蘇生ガイドラインでは、医療従事者に限らず誰で も行うことができるBLSと、病院で行うBLSとがあります。ここでは、病院内で行われる医療者用BLSを紹介します。

▼医療者用BLSアルゴリズム

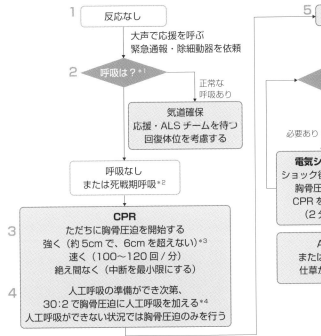

*1 ・気道確保して呼吸の観察を行う
　　・熟練者は呼吸と同時に頸動脈の拍動を確認する（乳児の場合は上腕動脈）
*2 ・わからないときは胸骨圧迫を開始する
　　・「呼吸なし」でも脈拍がある場合は気道確保および人工呼吸を行い、ALSチームを待つ
*3 小児は胸の厚さの約1/3
*4 小児で救助者が2名以上の場合は15：2
*5 強く、速く、絶え間なく胸骨圧迫を！
出典：日本蘇生協議会、JRC蘇生ガイドライン2015、医学書院、2016年

● 患者の反応の確認と救命通知

　患者が倒れるところ、もしくは倒れている患者を発見したときの手順を確認します。

❶周囲の安全を確認する。

❷感染予防のため手袋・マスクを着用する。

❸患者の肩を軽く叩き、大声で呼びかける（意識レベルの確認をする）。何らかの応答や仕草がなければ「反応なし」とみなす。

❹「反応なし」を確認したら、現場を離れず大声で叫んで周囲の注意を喚起する。

❺周囲の者に院内緊急コール（コードブルー）とAEDもしくは除細動器を依頼する。

※院内の緊急コールの方法を事前に確認しておくことが大切です。

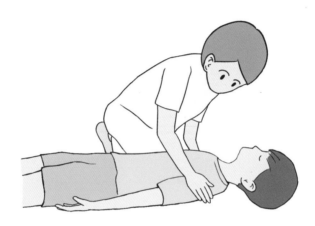

● 呼吸の確認と心停止の判断

　呼吸がない、もしくは異常な呼吸（死戦期呼吸）が認められる場合は心停止、すなわちCPRの適応と判断します。

❶反応がないことを確認したら気道確保をする。

❷呼吸の反応の確認、および頸動脈を触知して拍動の確認を10秒以内で行う。

※気道確保、呼吸・頸動脈の触知の判断に自信がない場合にも、心停止とみなしてCPRを開始します。

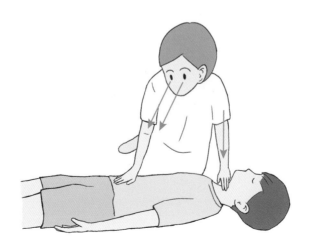

● **胸骨圧迫**

CPRは胸骨圧迫から開始します。

❶患者を固い床に寝かすか、または背板を入れて仰臥位にする。

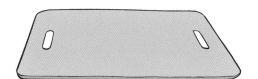

❷成人への胸骨圧迫を行う際は、片方の手の付け根を胸（胸骨の下半分）に置き、もう片方の手を重ねて指を交互に組む。

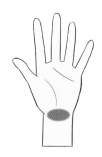

手のひらの付け根部分　手を組む場合
で圧迫

※小児（15歳未満）の場合は、両腕または片腕で圧迫します。乳児の場合は、二本指（中指と薬指）で圧迫します。

❸両方の手を重ね、圧迫部位に手のひらの付け根部分（手根部）が当たるようにする。圧迫部位は、患者さんの胸骨の下半分とされており、乳頭間線付近の胸骨である。

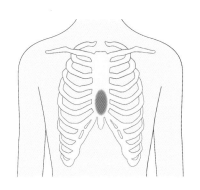

剣状突起を押さないように注意する

❹体重を乗せて胸骨を圧迫できるように、肘を伸ばした状態で肩が圧迫部位の真上にくるような姿勢をとる。ベッドに乗るか、または患者の横にひざまずき、無理な体勢で行わないようにする。

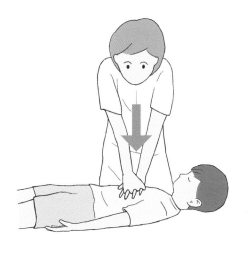

❺人工呼吸用のデバイスが準備できるまでは、胸骨圧迫のみのCPRを継続する。

❶ **押す深さ**：胸が約5cm沈むように圧迫し、6cmを超えないようにする。小児の場合は、胸の厚さの約3分の1の深さにする。

❷ **押すテンポ**：1分間に100〜120回のテンポで圧迫する (小児や乳児も同じテンポ)。

❸ **胸骨圧迫の解除**：毎回、胸骨圧迫のあとは、完全に胸を元の位置に戻す。ただし、押す深さが浅くならないように注意する。

❹ **CPR中の胸骨圧迫の中断**：AEDを使う際や人工呼吸の際など、胸骨圧迫を中断する時間が生じるが、中断は10秒以下の最小限にする。

❺ **質の確認**：医療者がいる場合には、互いに注意し合って、胸骨圧迫の部位や深さ、テンポが適切に維持されていることを確認する。

❻ **交代する**：胸骨圧迫は体力を使うので、疲労による胸骨圧迫の質の低下を最小限にするため、医療者が複数人いる場合には胸骨圧迫を1〜2分ごとに交代しながら行う。

● **胸骨圧迫と人工呼吸**

胸骨圧迫と人工呼吸の手順を示します。

❶人工呼吸の準備ができ次第、人工呼吸を開始する。

❷気道確保は頭部後屈顎先挙上法で行う。顎先挙上法は、額に手を当てて頭をそらし、顎の先端を指先で持ち上げる。顎先挙上法だけで気道が確保できない場合には、必要に応じて頭部後屈を加える。

❸胸骨圧迫と人工呼吸を 30：2 の比で行う。特に小児の心停止では、人工呼吸を組み合わせたCPRを行うことが望ましいとされている。

❹1回換気量は、人工呼吸によって傷病者の胸の上がりを確認できる程度を目安とする。CPR中の過大な換気量は避け、送気 (呼気吹き込み) は約1秒かけて行う。

※CPR中の人工呼吸は、できるだけ高い酸素濃度を提供できるようにします。

▼頭部後屈顎先挙上法

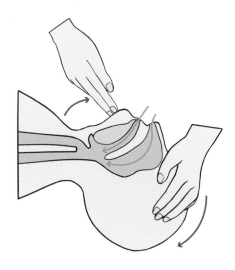

▼バッグバルブマスク（BVM）を使用する場合

❶一方の手でバッグ部分を支持し、もう一方の手でマスクを、患者さんの鼻と口をしっかりと覆うように当てる。その際、中指、薬指、小指がEの形になるように、患者さんの下顎にかけて、十分に挙上させて、気道を確保し、母指と示指がCの形になるようにする。

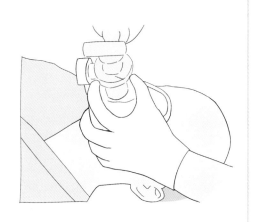

❷バッグを押しつぶして、心停止の患者さんの場合は1秒かけて胸が立ち上がることを確認しながら空気を送り込む（脈拍があり、呼吸がない患者さんの場合は、3〜5秒ごとに1秒かけて胸が上がる程度に換気する）。

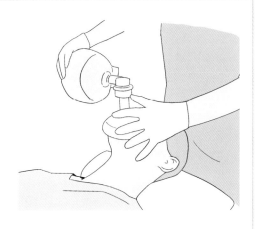

❸1人での気道確保が難しい場合には2人で行う。1人がバッグを押し、もう1人が両手EC法か両手母指球法でマスクを保持する。

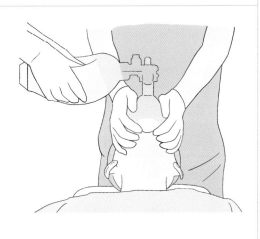

▼人工呼吸のポイント

人工呼吸は、その意思と技術がある場合には行うことが推奨されている。救命講習などで気道確保と人工呼吸を習った経験があり、実践できるスキルのある人は、30回の胸骨圧迫ののち、人工呼吸を2回行う。

●AED/除細動器の装着

　除細動器が到着し、心電図解析・評価を行う直前までは、必ずCPRを継続します。AEDでは心電図が自動的に解析されますが、除細動器では蘇生を行っている医療者が心電図を確認し判断する必要があります。

・電気ショックが必要な場合

　電気ショックが必要な波形は、心室細動と心室頻拍です。電気ショックを実施したらただちに

CPRを開始し、2分ごとに中断して心電図波形の確認と電気ショックを繰り返します。エネルギー量を上げられるタイプの除細動器であれば、エネルギー量を上げてショックを行います。

・電気ショックが不必要な場合

　電気ショックが不必要な波形は、無脈性電気活動(PEA)と心静止です。これらの場合はただちにCPRを再開し、2分ごとに中断して心電図波形の確認を繰り返します。

▼電気ショックの適応

電気ショックが必要	電気ショックが不要、すぐにCPR開始
心室細動 (ventricular fibrillation：VF)	無脈性電気活動 (pulseless electrical activity：PEA)
無脈性心室頻拍 (pulseless ventricular tachycardia：pVT)	心静止 (asystole)

心停止の４つの波形

　心停止とは、心臓の動きが止まった状態ではなく、血液を送るポンプとしての機能が損なわれている状態です。心臓に動きがあっても血液を送る機能が損なわれていれば「心停止」となります。
　心停止の心電図には、以下の４つあります。

●心室細動 (ventricular fibrillation：VF)

　心筋が不規則に震えている状態です。血圧は維持できず、脈は触れなくなります。危険な状態で救命処置が必要になります。

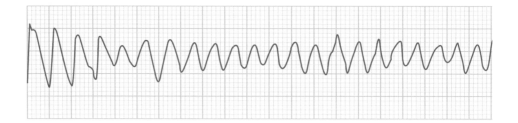

● 無脈性心室頻拍
（pulseless ventricular tachycardia：
pVT）

P波は認められず，幅広いQRS波が頻拍で出現
します。有効な心拍出量が得られていない状態で
す。血圧は低下することが多く、心拍数が多いほ
ど血圧は低下します。速やかに処置が必要です。

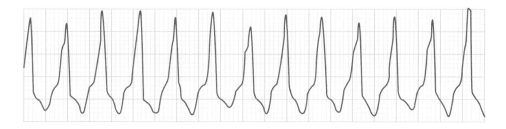

● 心静止（asystole）

電気的刺激もなく、平坦な基線のみで心臓が動
いていない状態です。電気的除細動の適応はなく、
CPRを行いながら薬剤投与を行います。

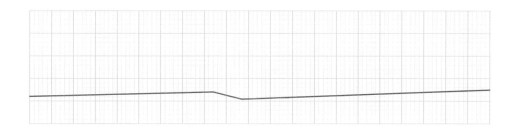

● 無脈性電気活動
（pulseless electrical activity：PEA）

電気的刺激は出ていますが、心筋が反応してい
ない状態です。脈拍は触知できません。心静止と
同様に電気的除細動の適応はなく、CPRを行いな
がら薬剤投与を行います。

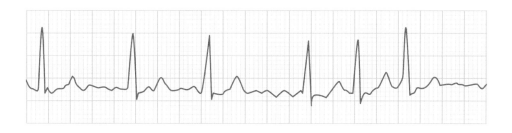

二次救命処置

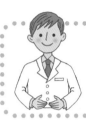

二次救命処置は、一次救命処置（BLS）のみでROSCが得られないときに必要になります。二次救命処置においても、絶え間ない効果的な胸骨圧迫が行われていることが成功の条件です。

二次救命処置（ALS）の心停止アルゴリズム

二次救命処置は、病院などの医療機関において行われる高度なCPRです。心停止時の二次救命処置のアルゴリズムは下図の通りです。

▼心停止アルゴリズム

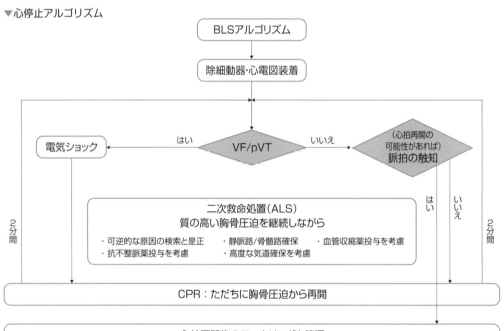

出典：日本蘇生協議会、JRC 蘇生ガイドライン 2015、医学書院、2016年

● 可逆的な原因の検索と是正

　質の高いCPRを実施しながら、心停止に至った原因の検索が求められます。心肺停止に至る原因疾患として6H&6Tがあります。原因検索は、状況や既往歴、身体所見などから行います。迅速に結果が得られる動脈血液ガス分析や電解質の検査結果などが原因検索に有効なこともあるため、採血などを実施していきます。

▼ 心肺停止に至る原因疾患

Hypovolemia	低循環血症
Hypoxia	低酸素血症
H⁺ (acidosis)	アシドーシス
Hyper/Hypo-K	高・低カリウム血症、電解質異常
Hypoglycemia	低血糖
Hypothermia	低体温
Tablet/Toxin	中毒
Tamponade, cardiac	心タンポナーデ
Tension pneumothorax	緊張性気胸
Thrombosis, coronary	ACS（心筋梗塞）
Thrombosis, pulmonary	肺塞栓
Trauma	外傷

● 静脈路の確保

　静脈路を確保する場合は、中心静脈路ではなく、末梢静脈路を第一選択とします。蘇生を必要とする患者は、脱水やショックなどの影響で血管が虚脱し、さらに低栄養状態に伴う四肢の浮腫などのために、静脈の埋没などが原因で血管確保に難渋することが多いです。

　末梢静脈路の第一選択は、肘正中皮静脈になります。可能であれば、18〜20Gの太さが穿刺できると、薬剤投与やボリュームを付加する際によいでしょう。

　末梢静脈路を確保する際に、手関節に近い部位の橈側皮静脈ではまれに橈骨神経浅枝を損傷することがあるため、避けたほうが無難です。

▼ 確保できる静脈路

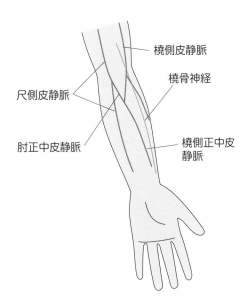

橈側皮静脈
橈骨神経
尺側皮静脈
肘正中皮静脈
橈側正中皮静脈

●静脈路確保が困難なときのポイント

静脈路確保が困難なときのポイントを以下に示します。

・穿刺する上肢をできるだけベッドから下げた状態にする。
・意識がある患者には、手の開閉運動（クレンチング動作）をしてもらう。
・中枢側から末梢側へのマッサージを行います。逆方向にマッサージすると、静脈には弁があるので血液が中枢へ逃げてしまいます。
・穿刺部分を、温かいタオルなどを用いて保温します。

静脈路確保が難しい場合、あるいは静脈路確保に時間を要する場合は骨髄路を確保します。

●血管収縮薬（アドレナリン）の投与

心肺蘇生時には様々な薬剤を使用しますが、第一選択薬として使用されるのがアドレナリンです。

薬理効果：α1受容体を刺激して心臓・脳以外の臓器・末梢組織への血流を減らし、胸骨圧迫によって心臓から拍出される血液を冠動脈と脳に優先的に送ります。また、β1受容体を刺激して、心収縮力増強と心拍数増加作用を示し、心拍出量を増大させます。

投与方法：アドレナリンは1回1mgを静脈内投与し、3〜5分間隔で追加投与します。

適応：PEAや心静止などのショック非適応リズムの心停止においては、アドレナリンを投与する場合、できるだけ速やかに投与します。

アドレナリン	
アドレナリン注0.1%シリンジ「テルモ」	ボスミン注1mg

●抗不整脈薬の投与

電気ショックで停止しない難治性のVF/pVT、あるいはVF/pVTが再発する治療抵抗性のVF/pVTについて、抗不整脈薬であるアミオダロンの投与を考慮します。アミオダロンは300mgを静脈内投与します。アミオダロンが使用できない場合には、効果は劣りますがリドカインあるいはニフェカラントを使用します。ニフェカラントは0.3mg/kgを静脈内投与し、リドカインは1〜1.5mg/kgを静脈内投与します。

●気管内挿管

先述のとおり、BLSでは気道確保のために頭部後屈顎先挙上法を使いますが、心肺停止患者などに対して気道を確保する確実な方法は気管挿管になります。気管挿管は、チューブを用いて確実に気道を確保できる方法です。チューブを口から挿入する経口挿管と、鼻から行う経鼻挿管があります。通常、経口挿管が選択されます。

▼気管内挿管に必要な物品

・防護用具(手袋、マスク、ゴーグルなど)	・気管チューブ	・スタイレット
・喉頭鏡	・カフ用シリンジ	・固定用テープ
・バイトブロック	・バッグバルブマスク	・カフ圧計
・聴診器	・CO_2モニター（気管内挿入の位置確認）	

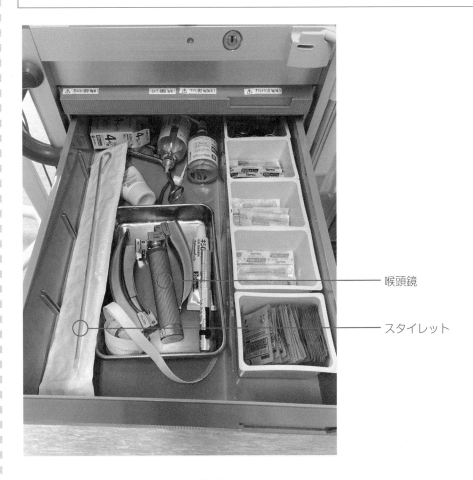

喉頭鏡

スタイレット

　ただし、外傷などによって開口困難がある、頸椎損傷などが考えられるといったときは、経鼻挿管や気管支ファイバースコープ誘導下での挿管が行われることもあります。

▼挿管用ファイバー

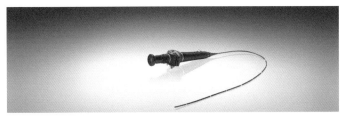

出典：https://www.medicalexpo.com/ja/prod/olympus-america/product-78904-491822.html

ROSC後のモニタリングと管理

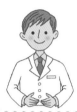

一次救命処置、二次救命処置を経て患者が蘇生し、心拍が再開 (ROSC) したあとも、蘇生直後は安定していても患者の死亡率は依然として高く、72時間以内に最終的な転帰が決まることが多いとされています。また、心停止からの生還者には通常の生活を営める可能性があります。そこで、ROSCしたあとの転帰に改善をもたらす可能性がある治療について確認します。

12誘導心電図、心エコー

突然の心停止の可逆的な原因として、急性冠症候群および致死性不整脈は重要です。ROSC後にできるだけ早く12誘導心電図をとり、急性冠症候群および致死性不整脈の鑑別を行う必要があります。ただし、急性冠動脈閉塞による心停止でも、12誘導心電図においてST上昇や左脚ブロックなどの典型的なST上昇型心筋梗塞 (ST-segment Elevation Myocardial Infarction：STEMI) の所見が見られない場合があります。心エコーは、原因および心機能を評価するうえで有用であり、非侵襲的かつ患者の移動なしに実施できる環境にあれば実施します。12誘導心電図だけでなく、心筋の壁運動をエコーで確認します。

吸入酸素濃度と換気量の適正化

ROSC後の成人は、低酸素症を絶対に避けるため、SpO_2もしくはPaO_2が測定されるまでの間は吸入濃度100％酸素を投与します。100％の酸素を投与している際には高酸素血症も避けるように注意が必要になります。また、$PaCO_2$を正常範囲内に維持できるような換気量を設定します。

循環管理

循環管理の目標は患者個人の心停止に至った状況や合併症によって影響を受けるため、個人の状況に合った目標の設定が必要になります。また、循環管理の目標としては、例えば平均血圧、収縮期血圧などを設定します。

目標体温管理療法

目標体温管理療法（targeted temperature management：TTM）は、脳の虚血領域やその周辺での神経細胞の損傷や脳浮腫などを防ぐために行います。❶再灌流障害を防止する、❷脳代謝を抑制し、酸素消費量を減らす、❸脳内のCa²⁺の恒常性を改善する、といったことにより脳神経障害を軽減する目的があります。

適応：蘇生後昏睡患者に対して行います。
・院外心肺停止でVF、脈なしVT➡強い推奨
・院外心肺停止で除細動非適応例、院内心肺停止例は波形かからず➡弱い推奨

●体温管理の方法

体外冷却法や体内冷却法があります。心拍再開後の治療において目標体温管理療法（24時間以上、32〜36 ℃）を行います。

体外冷却法	冷却ブランケット（水冷・空冷）、ゲルパッド、氷嚢など
体内冷却法	冷却生理食塩水、冷却用血管内留置カテーテルなど

再灌流療法

ROSC後に12誘導心電図でST上昇や左脚ブロックが見られる、心筋虚血が疑われる、といった状況の患者には、冠動脈造影とPCI（percutaneous coronary intervention：経皮的冠動脈形成術）の施行を考慮します。

▼再灌流療法

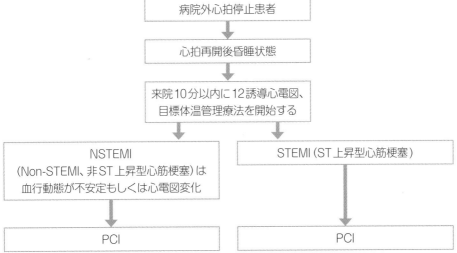

出典：日本蘇生協議会. JRC蘇生ガイドライン2015、医学書院、2016年を参考に作成

てんかん発作への対応

てんかん発作が起こった場合には抗痙攣薬を投与します。また、非痙攣性てんかん発作の可能性が疑われる場合には、持続脳波モニタリングを行います。

原因の検索と治療

前述の通り、心停止に至った原因の検索と治療はROSC後も引き続き行う必要があります。心停止の再発を防ぎ、血行動態の安定化を図るために不可欠です。

自己心拍再開（ROSC）は蘇生の中間目標にすぎません。患者さんにとっての最終目標は、もちろん神経機能がすべて良好な状態で退院することです。これが達成されるのはROSC患者さんのごく一部です。予後をできるだけ改善するため、適切な支持療法が円滑に行えるようにケアをする必要があります。

ベテランナース

chapter 5

急変時における
チーム医療

．．

急変時対応はひとりではできません。

良好なコミュニケーションがチームパフォーマンスを高めます。

チーム体制

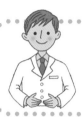

急変時対応を成功させるためには、多くの医療者が様々な医療処置を同時進行で行う必要があります。医療者同士が連携し、各自の役割と責任を自覚してチームワークよく動くことが、急変時対応の質を高めます。

Team STEPPS®

Team STEPPS®の考え方を基に、急変時対応における、効果的なチームのあり方について見ていきます。Team STEPPSとは、「**Team Strategies and Tools to Enhance Performance and Patient Safety**」の略で、AHRQ（米国医療政策研究局）とDoD（国防総省）の協力のもと、医療のパフォーマンス向上と患者の安全を高めるために開発されたツールです。

ここではチームを、「共通の目標に向けて、適宜に適応性を持って相互協力し合う2人以上の集まりであり、それぞれが特定の役割や機能を持ち、期間限定で参加している」と定義しており、急変時に集まった医療者たちもチームといえます。チームで患者の安全を守りながら、パフォーマンスを上げることが望まれます。

Team STEPPSの中核となる4つの能力（コンピテンシー）があります。

❶リーダーシップ
❷状況モニター
❸相互支援
❹コミュニケーション

これら4つの要素が相互に関連し、チーム全体の能力を高め、「パフォーマンス」「態度」「知識」の3つの側面からアウトカムが得られるとされます。「知識」として、患者ケアに関わる状況について共通理解が得られ（メンタルモデルの共有）、「態度」として、相互の信頼とチーム志向が生まれます。そして、最終的に適応性・正確性・生産性・有効性・安全性の面から、チームの「パフォーマンス」が向上するとされています。

▼チームコンピテンシーの枠組みとアウトカム

- **・知識**
  - −メンタルモデルの共有
- **・態度**
  - −相互の信頼
  - −チーム志向

- **・パフォーマンス**
  - −適応性
  - −正確性
  - −生産性
  - −有効性
  - −安全性

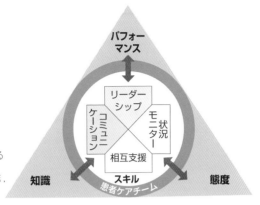

出典：種田憲一郎ら．チーム医療とは何ですか？ 何ができる
とよいですか？：チームSTEPPS：エビデンスに
基づいたチームトレーニング、医療の質・安全学会誌，
7(4). 2012

蘇生チームの役割分担

　メンバーそれぞれの役割を明確にすることで、同じ作業の重複や、見落とし、誤った手順などを避けることに役立ちます。蘇生チームの役割分担の例を下の図に示します。

❶チームリーダー
❷胸骨圧迫担当（できれば複数の交替要員を準備）
❸気道確保担当
❹静脈路・骨髄路・薬剤投与担当
❺モニター、除細動担当
❻観察・記録・時間管理担当

▼役割分担の例

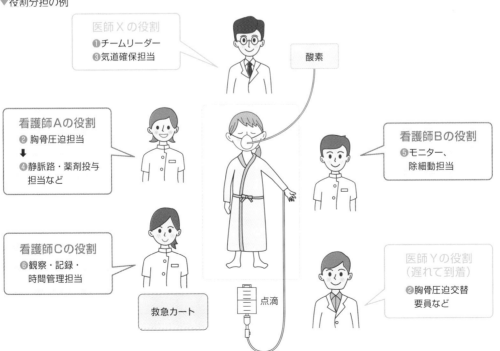

医師Xの役割
❶チームリーダー
❸気道確保担当

酸素

看護師Aの役割
❷ 胸骨圧迫担当
↓
❹静脈路・薬剤投与
担当など

看護師Bの役割
❺モニター、
除細動担当

看護師Cの役割
❻観察・記録・
時間管理担当

救急カート

点滴

医師Yの役割
（遅れて到着）
❷胸骨圧迫交替
要員など

リーダーシップ

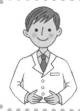

チームをまとめるには、リーダーシップが必要です。医療の現場ではキャリアもばらばらの多職種のスタッフが一緒に働き、新人からベテランまでが混在しています。これらの人たちが、それぞれの能力を発揮し、チームがうまく機能するためにはリーダーシップが必要です。

リーダーシップに求められるもの

チームリーダーは、何を誰に委任するのかを決定し、メンバーの役割を明確にすること、そしてメンバーの動機づけや、活用できる資源のやり繰りを行います。その際、明確な目標を設定し、メンバーの意見を聞き、チームワークを促進してチームのパフォーマンスが最大となるように調整する能力が求められます。

望ましいリーダーシップ

望ましいリーダーシップについて以下に示します。

・課題解決に向けて、中心となるチームを組織する。
・明確な目標を示す。
・組織の資源を有効に活用する。
・チーム内で作業量の偏りがないように調整する。
・必要に応じて仕事を割り当て、権限を委譲する。

チームワークを推進するために

チームワークを推進するためには、次に示す事柄に留意します。

リソースマネージメント：チーム内で業務量が偏らないように、業務を配分する。活用できる資源を把握し分配する。

権限の委譲：メンバーが対応できる能力に合わせて、メンバー自身が考えて決定できるように権限を委ねる。

ブリーフィング（打ち合わせ）：事前に目的や役割などを確認する。

ハドル（途中協議・相談）：必要に応じて途中で協議し、方向修正が必要かどうかの確認をしたり、発生した問題解決に向けて協議する。

デブリーフィング（振り返り）：事後にプロセスと結果を改善に向けて評価する。

状況モニター

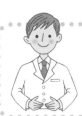

個人あるいはチームで、チーム全体の状況や環境を継続的に把握・分析し、得られた情報をチームメンバーと共有することで、チームが共通のメンタルモデルを維持できるようにする能力です。

メンタルモデルとは

メンタルモデルとは、「こうやったら、ああなる」という、頭の中のイメージのようなものを指します。私たちは、メンタルモデルに従って行動し、それがうまく行くと、またその行動を取り入れます。徐々にメンタルモデルを意識しないで行動するようになります。メンタルモデルは、過去の経験や学習を基に形づくられます。そのため、自分のメンタルモデルが、他のメンバーのメンタルモデルと同じであるとは限りません。

例えば、経験豊富な医師Aは、「急変時には指示がなくても、その場にいた看護師が末梢静脈路を確保するものだ」という考えを持っていたとします。一方、経験の浅い看護師Bは、末梢確保の経験がなく、「当然、医師が確保するものだ」と考

えているかもしれません。あるいは、90歳台の患者の蘇生処置中のチーム内に、「高齢者への蘇生処置は避けたい」と考えるメンバーがおり、一方、「年齢は関係なく蘇生処置は全力で行うもの」と考えるメンバーもいるかもしれません。このような、半ば無意識に持っている「これはこういうもの」という考えに相違があると、チームパフォーマンスが低下します。

そこでチームメンバー全員が、状況を同じように理解し、何を目指すのか共通の認識を持ち（メンタルモデルの共有）、声をかけ合いながら（コミュニケーション）、周りをよく見て状況を認識し、相手のニーズや自分の作業の困難さを認識する（状況モニター）ことが大切です。

チームメンバーの一員として、自分自身で修正することができるように、お互いに気にかけることは必要ですね。患者としても安心です。

患者さん

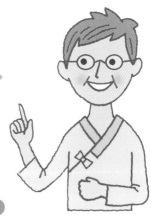

互いのモニターとフィードバック

チームメンバーの行動を、お互いにモニターし、各々のニーズを予測します。早めにフィードバックし、チームメンバーが自分自身で修正することができるようにします。お互いに気にかけることが必要です。

● 状況認識

自分の周りで起こっている状況に注意を向け、理解することです。どんなことが起きているか正しく認識できないと、その後の状況判断や意思決定を正しくできない可能性が高まるため、正しく状況を認識することが大切です。

● 相互モニター

・他のチームメンバーの行動をモニタリングする。
・チーム内にセーフティネットを提供する。
・間違いや見落としを速やかに把握できるようにする。
・お互いの背中を見る。

● STEP（ステップ）

次に示す4つの事柄を継続的にモニタリングすることで、チームの置かれた状況や関連する環境を理解する手助けとなります。

・Status of the patient：患者の状態
・Team member：チームメンバーの状態
・Environment：環境
・Progress toward the goal：目標に向けた進捗状況

● I'M SAFEチェックリスト

個々のメンバーの責任として、自分の自己管理も必要です。下の表の項目について自分の状態をモニタリングします。

▼I'M SAFEチェックリスト

I =Illness	病気
M=Medication	薬
S=Stress	ストレス
A=Alcohol and Drugs	アルコールと薬物
F=Fatigue	疲労
E=Eating and Elimination	食事と排泄

相互支援

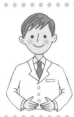

相互支援は、エラーを防ぎ、ケアの効果を向上させ、過重労働によるストレスの最小化を助けるセーフティネットです。「バックアップ行動」と呼ばれ、メンバーが常にお互いに注意を払うことにより、チームとしてのパフォーマンスにおける個人差を埋めるのに役立ちます。

作業支援

ストレス下にあるときや、仕事量が多すぎるとき、疲労しているときには、人はエラーを起こしやすくなります。業務量が多く対処できないなど、懸念がある場合には、積極的に支援を申し出ることが大切です。また他のメンバーを支援できそうなときには、何をどのくらいできるかを申し出ることが大切です。他のメンバーを支援することで、より強力なチームとなります。患者の安全を守る、急変対応の効果を上げるという視点に立ち、自分のできることやできないことの限界を認識し、心配があるときには支援を求める声を上げることが大切です。

フィードバック

メンバーがお互いにサポートし合い、建設的なフィードバックを行うことが大切です。フィードバックは、決して相手を評価したり批判したりすることではなく、チームパフォーマンスを向上させるために行われます。次の点がポイントになります。

タイムリー：フィードバックすべき行動のあったすぐあとに行う。

敬意：個人の属性ではなく、行動に焦点を当てる。

特定：改善や修正の必要な特定の行為または業務に関連したもの。

思いやり：チームメンバーの気持ちを考慮し、ネガティブな情報は、公正さと敬意をもって提供する。

権利擁護（アドボカシー）と主張（アサーション）

権利の擁護は、チームメンバーの見解が意思決定者の見解と一致しない場合に必要となります。

また、メンバーは確固たる敬意をもって、誤りを改善する行為を主張することが求められます。

２回チャレンジルール

何かを相手に伝える際に、主張が無視されたら、確実に聞こえるように少なくとも2回は、懸念事項をはっきりと声に出して述べることが大切です。これは、伝える人の責任であり、受け手はそれに応じる責任があります。それでも問題が解決しない場合は、より強力な行動をとる、あるいは上司や他の人を活用します。

▼声にして懸念を確認する例

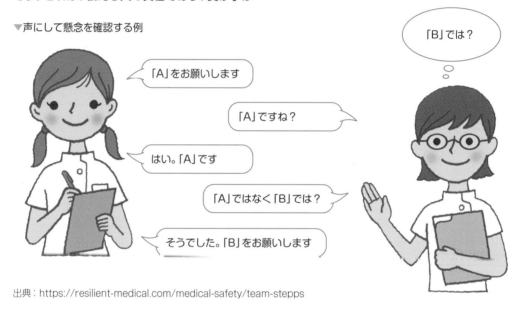

「A」をお願いします

「A」ですね？

はい。「A」です

「A」ではなく「B」では？

そうでした。「B」をお願いします

「B」では？

出典：https://resilient-medical.com/medical-safety/team-stepps

例：
A「～と思います」
B「そんなことないと思う。このままでいい」
A「でも、～ではないかと思うのですが、どうでしょうか」

何かを指摘することは、困難で勇気が必要なこともあると思います。しかし、インシデントが発生する事例において、「何か変だと感じた」「不安を感じた」のに、声に出すことができず事故が起きてしまった、というケースが多くあります。不適切な行動を見つけたら、皆で指摘しましょう。
　2回チャレンジルールの目的は、個人の誤りや過ちの指摘ではなく、相手が気づいていない情報を伝える、あるいは、業務のサポートを行うことにあります。

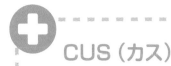

CUS（カス）

　患者の安全などに関わることを、相手に伝える際には、以下のような具体的な表現を用います。

・**Concerned**：「気になります」「心配です」
・**Uncomfortable**：「不安です」
・**Safety issue**：「安全の問題です」「中断してください」

　「CUS」は、自分が感じていることを、率直に声に出して伝えるために行い、段階に応じて主張の度合いを強めていきます。

DESC（デスク）

　相手に何か依頼をする際や、言いにくいことがあるときに、対立を避けてうまく処理するための建設的なアプローチです。

D（Describe）：描写する
　「患者Aさんが息苦しいと言っています」
E（Express）：表現する
　「いつもの様子と違っていて心配です」
S（Suggest）：提案する
　「息苦しい原因をレントゲンなどで検査する必要がありそうです」
C（Consequence）：選択する
　「診察に来ていただけますか」

コミュニケーション

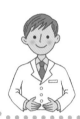

コミュニケーション不足が、医療事故の原因として圧倒的に多いと言われています。チーム医療において、コミュニケーションはとても重要です。効果的なコミュニケーションの特徴として、完全（関係するすべての情報を含む）、明確（標準的な用語や共通の用語を使用し、はっきり理解できるように）、簡潔（手短に）、タイムリー（適切なタイミングで遅れなく）が挙げられます。

SBAR

SBARとは、伝えるべき4つの項目の頭文字です。このツールは、日常業務におけるコミュニケーションの内容と方法について、何が期待されているのかを容易にメンバーに提供します。患者の状態変化に関して、緊急の情報を伝達する際に活用できます。チームメンバーが効果的に情報を交換する方法です。最初に自分が誰で、どの患者の報告をしたいかを伝えることが、安全面からも必要であるため、Identifyを追加したI-SBAR、そして指示内容を復唱し確認するConfirmを追加したI-SBARCに発展しています。

▼I-SBARの例

Identify（報告者、対象者の同定）	報告者、対象者の同定	○○病棟の△です。311号室の山田さんの報告です。
Situation（状況）	いま患者に何が起きているか	3分ほど前から強い胸痛を訴え、冷や汗をかいています。
Background（背景）	起きていることの誘因、患者の既往	肺炎で昨日入院しており、先ほどトイレでいきんだときに胸痛が起こったそうです。心疾患の既往はありません。
Assessment（評価）	私はこう思う	ACSの可能性も否定できないと思うので、すぐに診察が必要だと思います。
Recommendation（提案）	私はこうしてほしい	心電図をとろうと思うので、すぐに来ていただけますか。

コールアウト

　重要で緊急の事態が発生した際に、チーム全体に聞こえるように、大きな声で叫びます。

・緊急事態をチーム全員に同時に伝える効果。
・メンバーが次の行動を考えるのに役立つ。
・責任者の意識を高めるのに役立つ。

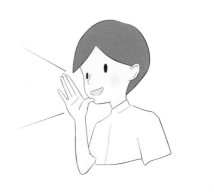

チェックバック

　チェックバックは復唱という意味で、伝える側の伝達しようとした情報が、意図した通り受け手に伝わるようにするためのものです。伝達時に、「繰り返します」「その通りお願いします」を行うことで、伝える側の責任で会話のループを閉じる、closed loop communication を意識的に行います。

　インシデントの原因として、薬剤名や単位・数量の間違いなど、「伝達エラー」が多く見られます。指示や依頼を出す際には、必ずチェックバックを行い、発信者と受け手の双方で確認するというコミュニケーションが大切です。

▼情報伝達のチェックバック

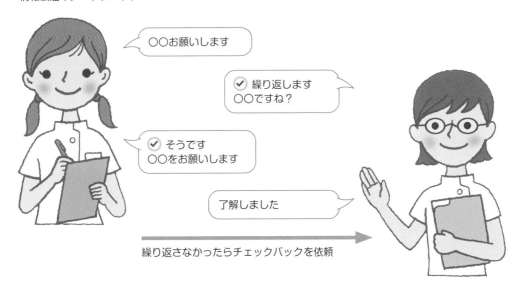

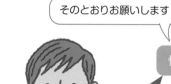

そのとおりお願いします

情報発信者・依頼者

Closed Loop
Communication

情報受領者・受け手

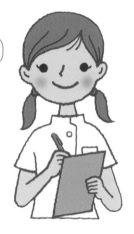

繰り返します

例：
医師：ミダゾラム○mg、IVしてください。
看護師：ミダゾラム○mg、IVですね。
医師：はい、そうです。

　もしも、伝えた相手がチェックバックを行わない場合には、「チェックバックをお願いします」と依頼することも大切です。

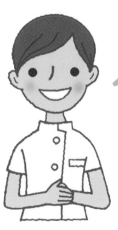

きちんと繰り返しチェックバックを行う習慣を、ふだんから身につけられるといいですね。

先輩ナース

chapter 6

急変時の看護記録

急変時の記録はとても大切です。
混乱した中で正確な記録が求められますので、トレーニングが必要です。

看護記録とは

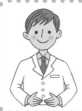

急変時はやるべきことが多く、同時進行で処置が進みます。人手が不足し、バタバタとすることも多いと思いますが、そんなときこそ、記録が大切です。いつどんな処置が患者に行われたのかを記録しておくことが、様々な意味で重要です。

看護記録の目的

看護記録の目的としては、以下の3つが挙げられています[1]。

看護実践を証明する：看護実践の一連の過程を記録することにより、専門的な判断を基に行われた看護実践を明示する。

看護実践の継続性と一貫性を担保する：看護職の間で、看護記録を通じて看護実践の内容を共有することにより、継続性と一貫性のある看護実践を提供する。

看護実践の評価および質の向上を図る：看護記録に書かれた看護実践を振り返り、評価することで、次により質の高い看護実践を提供することにつながる。

法令等による看護記録の位置づけ

看護記録は医療法および医療法施行規則において、病院の施設基準等の1つである、診療に関する諸記録として規定されています。また、診療情報の提供等に関する指針において、看護記録は、診療記録の1つに位置づけられており、患者や家族から開示請求があった場合には、診療情報として提供されます。

さらに、看護記録は診療録と同様に、医療訴訟などでは、法的証拠として扱われます。記録に残っていない場合には、たとえ必要な観察やケアを行っていても、提供した看護を確認する証拠がないということになります。看護実践を行った時間や処置などの記載内容と、他の職種による記録の記載内容との整合性が問題となることがあるため、正確に記載することが必要です。

1) 日本看護協会、看護記録に関する指針、2018年

急変時の記録の果たす役割

急変は、患者や家族だけでなく、医療者にとっても驚きや衝撃を感じる出来事といえます。「なぜ、どうして」「もっとできることはなかっただろうか」と、モヤモヤすることもあるのではないでしょうか。どのような状況で急変に至ったのかを検討したり、今後の治療の方針を検討する際に、看護記録に記された事実が情報源となり、判断材料となります。よって、急変時の看護記録には、客観的な事実がつぶさに記録されていることが大切です。

記録する人を明確にする

様々な人が同時進行で処置を行い、気づいたら誰も記録をとっていなかった、ということは避けなければなりません。記録をする人を明確にし、「私が記録をします」「誰が記録をしていますか？」などと声をかけ合いましょう。

記録者は時間を確認する役割も担う

記録者には、時間を確認する役割もあります。患者に何らかの処置や薬剤投与が実施された際に、時間を記録します。次の薬剤投与のタイミングや、CPR中の2分ごとのリズムチェックのタイミングを把握する役割を担います。

日頃の練習が大切

急変時の記録は、特別な書き方を求められるわけではありません。しかし、慣れない処置を行うこともあり、何をどのように記録すればいいのか、とっさに思い浮かばず、いざというときに困るかもしれません。あとになってから、どの薬剤をいつ投与したのかわからない……ということにならないように、日頃から書き方の練習をしておくことが望ましいです。病院によっては、急変時記録用のフォーマットや見本を作成しているところもあると思います。どのように書けばよいのか、参考となるお手本を見ておくことも役立ちます。

実際の急変時には慌てることも予測されますので、急変のシミュレーションなどを部署で行い、実際に記録をとる経験を積んでおくことが自信につながります。

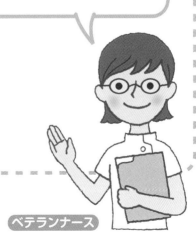

ベテランナース

根拠となる記録

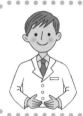

看護記録を、ケアや処置の実施や患者の状態を評価する際の根拠とするには、正しく記録することが求められます。また、タイムリーに記録がなされると、それを、他の医療者や関係各所と共有することができ、チーム医療のパフォーマンス向上にもつながります。

看護記録記載時の注意点

● 正確性の確保

記録の正確性を確保するために、「事実を正確に記載する」、「記載した日時と記載した個人の名前を残す」、「記載内容の訂正をする場合、訂正した者、内容、日時がわかるようにする。訂正する前の記録は、読み取れる形で残しておく」といったことが必要です。不正確な記載を避けるためには、推測や思い込み、実際に見ていないことの記載はしないようにします。客観的事実を記載することが大切です。心電図モニターの波形と、記載された時間に整合性があるかなど、時間の正確性も重要です。

● 責任の明確化

看護師は、自分の記載についての責任を負うため、看護記録に自身の看護実践を記録するのが基本です。しかし、急変時の記録は、次々行われる処置などを経時的に記録者が記載していくため、誰が実施したのか記載するのを忘れてはなりません。5W1H (Who: 誰が、What: 何を、When: いつ、Where: どこで、Why: なぜ、How: どのように) を用いて「誰が指示し、誰が、何を、いつ、どこで、どのように実施し、結果はどうなったか」を明確に記載します。

● 看護記録に使用する用語や略語

用語は、病院内で同じものを使用することが望ましいです。また、略語は病院内で統一します。看護記録を記載する際は、「QQ車」や「R苦」といった符丁・造語を使用しないようにし、医療関係者だけでなく、患者や家族が見ても事実がわかるように、正しく記載する必要があります。

● 陰性所見の記録

変化や異常がなかったことの記載も大切です。異常がなかったので記録しなかったとしても、記録がなければ、観察していなかったと受け取られてしまいます。観察したことは、変化や異常がなくても記録することが必要です。

急変時の記録内容

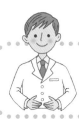

急変時の記録は、普段の記録よりもいっそう重要です。何をどんなふうに記録すればよいのか、ポイントを押さえましょう。

急変発見前の状態

急変を発見する前の状態の記録も必要です。最後に確認したのはいつなのか、どのような状態だったかを記録することで、のちに、原因を検討する際の材料になり、予兆があったのか、あるいは必要な観察を行ったのか、などを示すものにもなります。心肺停止で発見された場合には、最後に生存を確認したのはいつなのかの記載が重要です。これは、患者の予後を推定する際にも必要な情報です。

急変発見時の状態

急変発見時の状態の記録は、とても重要です。時刻と発見時の状況を、できる限り詳細に記録します。急変発見前の状態と同様に、患者に何が起きたのかを推測する材料となり、その後の治療に影響することも考えられます。発見時に行った観察や、処置があれば、それらも記載します。

急変時の記録は経時的に行いますが、行われた処置と時間だけではなく、観察したこと、対処後の結果・反応なども、時間と共に記載することが必要です。なるべく早く記録を開始することが大切です。人手が足りず記録する余裕がないことがありますが、複数の処置が同時進行するからこそ、あとで記録しよう……と思っても正確性を欠いてしまいます。はじめはメモ書きでもよいので、時刻を含め記録を残すことが大切です。

行った処置や検査、薬剤投与

行った処置や検査、投与した薬剤などを時系列で記載します。例えば、末梢静脈ラインを確保した場合には、いつ、誰が、どこに、何を、どうしたかを記載する必要があり、「○時○分、右前腕に22G 末梢ライン確保、Dr△」などと記録します。

この際に、薬剤の単位まで正確に記録する必要があります。気をつけなくてはいけないのは、「1A」などとアンプル数で記載すると、規格が複数ある薬剤などでは実際に投与された薬剤量が不明瞭ですので、主成分量がわかるように記載すべきだということです。

薬剤の投与の記録を忘れると、その薬剤を投与していないと思った別の看護師が重複して投与してしまう危険もあるので、注意が必要です。

▼看護記録の例

2020.3.10　記録者　看護師：山田花子	
16:00	訪室時、トイレに入っている。声かけに「大丈夫だよ」と返答あり。
17:00	血糖測定のため訪室すると、トイレ前で左側臥位で倒れているところを発見した。 呼びかけに反応なく、自発呼吸、頸動脈触知なし。
17:01	緊急コールボタン押し、患者を仰臥位としCPR開始した。
17:02	応援看護師2名、救急カート、AED到着。 院内コードブルー実施、胸骨圧迫継続。頭部後屈顎先挙上法にて気道確保しBVMで換気開始した。
17:03	AED装着し、「ショックの必要はありません」 胸骨圧迫交代し、継続。
17:04	○○医師△△医師、除細動器到着。 除細動器の心電図モニター装着。 △△医師に気道確保、BVM換気交代した。 右肘正中皮静脈に20G 末梢ライン確保。Dr○○　ラクテック500mL DIV開始 アドレナリン1mg　IV　Dr○○
17:05	リズムチェック　PEA 胸骨圧迫再開 瞳孔所見　右3mm＋/左3mm＋
17:07	××医師より、妻へ電話で状況を説明し、来院を依頼した。タクシーにて10分ほどで来院予定とのこと。 リズムチェック　PEA 胸骨圧迫再開 アドレナリン1mg　IV　Dr○○
17:08	気管挿管実施、挿管チューブ8mm　右口角22cm固定　Dr△△ 一次確認OK、二次確認OK。ジャクソンリースへ変更し換気再開した。

急変時対応の流れやALSのアルゴリズムを理解していると、記録する際にも、何が行われていて何を記載しなければならないかを想起しやすいと思います。例えば、CPR中には2分ごとにリズムチェックが行われる、といった流れがあらかじめ頭に入っていれば、記録係は2分ごとにリズムチェックの声かけをし、その後、患者の心電図波形の記録と、心拍再開がなければ胸骨圧迫再開の記録がくるな……などと、行われるであろう行為と記載すべきこととを容易にイメージできます。

処置や薬剤投与時のバイタルサインや反応

処置や薬剤投与を行ったときは、その際のバイタルサインや観察事項、その後の反応を記載します。処置や薬剤投与の効果を判定し、合併症の有無を判断する際に必要です。

医師や管理者への報告、指示

医療訴訟が発生した際に、記録は証拠として扱われます。急変が発生した際に、速やかに対応し、医師へ報告しているかが重要となります。誰がいつ、誰に何を報告し、どのような指示を受けたのかを記録します。

家族への連絡、対応内容、反応

家族への連絡や対応も記録に残します。誰がいつ、誰にどのような説明を行ったのか。そして、その際の家族の反応はどうだったのかを記載します。このような記録があることで、様々な人が関与した場合でも、一貫した対応や説明が可能となります。また、家族の反応を記録しておくことで、家族の心理状況を把握する助けとなり、その後の支援へつながります。

急変対応に慣れないうちは、急変場面のイメージトレーニングをすることも、必要事項をもれなく記録するうえで有効です。

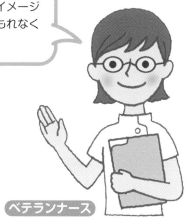

ベテランナース

時間の統一の重要性

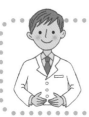

急変時の対応において、時間の管理や記録はとても重要です。それぞれの時計には誤差が生じていることが多く、どの時計を基準とするかを決める必要があります。

➕ 記録の時刻に矛盾が生じるリスク

近年のME機器には、時計が内蔵されているものが多いです。便利な機能ですが、医療者が記録した時刻と、ME機器で記録される時刻に誤差がある場合に問題を生じます。

心電図モニターに記録された時刻と、看護記録に記載された時刻が異なっている場合、例えば、心電図モニターで「10:00」に心室細動であるが、看護記録に「10:07心電図モニター上心室細動」となっていた場合、医療事故が発生した際に、どちらも証拠としては不十分になってしまいます。

ME機器の時刻誤差の調査[2]によると、時刻記録の誤差は頻繁に生じており、まれに2分以上の誤差を生じていたとされます。電波時計を使用している場合でも、受信エラーや時計を確認した人の確認ミスがあると、時刻誤差を生じます。施設ごとに、時刻管理の方法を取り決めることが望ましいです。時計表示に誤差が生じる可能性を念頭に、どの時計の時刻を基準とするのか、ME機器と記録者の使う時計との間で時刻の誤差がないかを確認することが大切です。また、日頃の点検で、ME機器や病棟内の時計に誤差がないかを確認することも大切です。

2) 渡邊雅俊, 他. ME機器の時刻エラーからみた時刻管理の標準化に関する検討. 医機学, 88(1), 9-16. 2018

chapter 7

急変時の家族対応

急変時の家族は動揺し、不安が強いです。
家族の支援も看護師に求められる大切な役割です。

迅速な家族対応

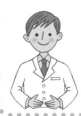

急変時には、患者への処置や検査に注意が集中するために、家族への対応が遅れることがあります。速やかに家族に連絡をとり、家族の心情に配慮した対応をすることが大切です。急変時における家族対応の基本は、①迅速、②正確、③気持ちへの配慮です。医療者の気配りや言葉かけで、家族の辛さが軽減されることもあります。

迅速に家族対応をする意義

心肺停止などの重篤な急変が生じたら、患者の対応に手一杯となり、気づいたら家族への連絡がなされていなかった……という事態は避けなければなりません。一刻も早く家族へ状況を説明することが大切です。家族が、診断に結びつく重要な情報を持っている可能性がありますし、治療に関する意思決定をしてもらう必要が生じることも多いです。よって、急変発見の時点で家族へ連絡をとることが重要です。

気持ちへの配慮

急変時は、医療者も含め、誰もが気持ちの動揺を抱えていることが多いです。家族の置かれた状況や、家族の気持ちに十分配慮して対応することが大切です。

急変時の家族のニーズ

急変時の家族は動揺し、「とにかく命を助けてほしい」と、救命や回復への願いが強く、できる限り最善の治療を尽くしてほしいと願います。今どのような治療がなされ、患者の状態はどうなのか、といった情報を強く欲し、患者の様子を見たい、そばにいたいと望むこともあります。救急・集中治療を受ける患者の家族は、情報・保証・接近のニーズが高いといわれます。

正確な状況説明

　急変対応中は混乱が生じ、病状がはっきりしないこともあります。まずは、家族へ客観的な情報を伝えることを心がけます。客観的な事実ではない、推測や見込みといった曖昧なことは区別し、断定的に話さないようにします。その時点でわからないことは、「今はわかりかねます」「確認してのちほど説明させていただきます」など、その場で解決せず、あとで対応するよう心かけます。

　家族は不安や驚きから、「今どうなっているのか」「何が起きたのか」「大丈夫なのか」といった情報を欲しています。急変発生時に、家族の知りたい情報と、医療者が提供できる情報にはギャップがあることを理解しておくことも必要です。

▼急変発生時の迅速な家族対応

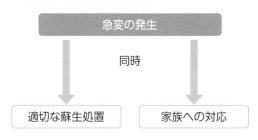

▼正確な状況説明

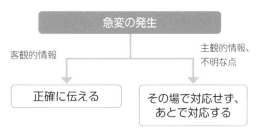

出典：杉浦立尚. 急変および家族の対応―初心者が陥りやすい4つのピットフォールとよい医療提供のためのアドバンススキル. レジデント, 2(7). 2009

電話で知らせる

　急変時には、まず電話で、家族へ急変の事実を伝えることが多いです。この際、連絡をする人にも電話を受ける家族にも、ストレスが生じます。

電話で知らせを受ける人の感情としてよく見られるのは、次のようなものです。

「何かまだ隠していることがあるのでは？」
「何を言われているのかわからない」
「言っているほど悪くはないはずだ」
「俺にどうしろっていうんだ」
「意味がわからない」

　一方、電話で伝える側の感情としては、次のようなものがあります。

「人違いだったらどうしよう」
「パニックで話を聞いてくれないのでは？」
「電話でこんなことを知らせるべきではないだろう」
「私たちもどうしたらいいのかわからないのに」

わかりやすい言葉を用いて、容態を伝えることが大切です。例えば、危篤、重症、軽症、良好などの言葉で、重症度を伝えます。もしも、患者がすでに死亡している場合、電話中に患者の生死を尋ねられたり、患者の死亡を電話で伝えてよいのかはっきりしないときには、ジレンマに陥るかもしれません。明確な答えはありませんが、すぐに病院に来てもらえるのであれば、病院で直接伝えたほうがよいと考えます。しかし、病院までの距離があり、急いで向かえば亡くなる前に間に合うかもしれないと思わせてしまう場合には、電話で死亡を伝えなくてはなりません。

● 電話で明瞭に情報を伝えるための手順（例）

電話で明瞭に情報を伝えるための手順の一例を以下に示します。

❶ 自分は何者で、どの病院からかけているのか。
❷ 話をしている相手が誰なのかをはっきりさせる。
❸ 相手がキーパーソンでない場合は、当人はどこにいるのか確認する。
❹ 患者の名前と容態を伝える。
❺ これらを伝えたあとで、次の点が伝わっているか確認する：どの病院か、どうやって病院に来るか、何を言われたか。
❻ アドバイスする：誰かに一緒に来てもらうこと、運転には注意して、必要ならば誰かほかの人に運転してもらうこと、病院の近くにいる親しい身内か友人に知らせること。

家族に連絡をした時刻と、誰が、どう対応したのかを記録しておくことも大切です。

家族のための控室

病院に駆けつけた家族は、患者の状態が安定するまでの間、控室などで待機することになります。家族は控室で置き去りにされたと感じることもあります。また、待機する部屋で閉所恐怖を感じるため、窓がないと不満を感じる家族が多いという報告[1]もあります。

患者に何が行われているのかを知りたい、孤独を感じる、といった家族の状況に配慮し、医療者にアクセスしやすく、家族自身のプライバシーも確保できる空間が望ましいです。また、横になることができるソファーや、電話、自動販売機（飲み物）なども大切であり、院内の設備に関して家族へ説明することも、大切な家族ケアの1つといえます。

蘇生中の立ち会い

海外では、1995年にアメリカ救急看護協会が蘇生中の立ち会いを支持するガイドラインを展開し、AHAのガイドラインでも家族の蘇生中の立ち会いが有害となる報告はなく、家族の助けとなる可能性が示されています。蘇生中の立ち会いが、医療行為の妨げとなったり医療チームのストレスを増加させることなく、家族の心理的要因によい影響を与えたという報告[2]もあり、有益だというエビデンスが築かれつつあります。海外の調査では、80%程度の家族が、蘇生中に立ち会うことは権利であり、機会があればそばにいたいと考えている、という報告[3]もあります。

しかし、大切な人の命が消えかけている場面であり、家族にとって衝撃の強い場面であることは確かです。また、文化的な背景も影響するとされ、医療者が立ち会わせたくないと感じることもあり、どの家族にとってもよいとはいい切れません。医療者の十分な配慮と支援があってこそといえ、家族に情報を提供したり、家族が安心できるよう、そばに付き添う医療者を配置することも大切です。一番近い存在である家族が患者と分断され、何が行われているのか見ることができないまま最期を迎えるのは辛いことです。画一的に、蘇生中は家族には会えないとするのではなく、どうするのが最善かを考えることが大切です。

家族の助けになる資源を見つけることを手伝う

急変時など危機の際には、家族は単純なことでさえできなくなります。必要な情報をどこで得ればよいのかわからなくなり、家族や友人など身近な重要他者が地理的には近くても、はるか遠く離れているように感じられます。心理的距離を感じ

ると、無力感や焦燥感が強まります。ほかに助けになる人がいないかを尋ねる、電話をかけるよう促すなど、家族の助けになる資源を一緒に探すことが大切です。

1) ボブ・ライト著／若林正訳、突然の死 そのとき医療スタッフは、医歯薬出版、2002年
2) Jabre P et al. Offering the opportunity for family to be present during cardiopulmonary resuscitation: 1-year assessment. Intensive Care Med, 40(7), 981-7. 2014
3) Critchell CD.Should family members be present during cardiopulmonary resuscitation? A review of the literature,Am J Hosp Palliat Care, 24 (4) ,311-317.2007

急変時のコミュニケーション

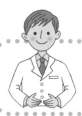

緊急の事態に対応しつつ、動揺している家族の支えになるためには、コミュニケーションが大切です。

家族を支えるコミュニケーション

コミュニケーションは、人間の行動において大切な役割を果たしています。看護師の役割の1つは、家族が、大切な人の急変に直面するという、体験の語りを手助けをすることです。患者への急変対応が優先されますが、苦悩している家族へ関心を向け、患者と家族を1つのユニットとしてケアの対象とみなすことが大切です。

とはいえ、人員不足などで、どうしても家族対応が後回しになりがちです。十分な時間をとれな

くても、担当看護師として一言挨拶して、のちほど説明に来ると伝えるだけでも、家族はどれだけ救われることでしょうか。ときには、「あの人なしで、どうやって生きていけばいいの？　どうにか助けてください！」と懇願され、「どうして助けてくれなかったの！」と怒りを向けられることもあるかもしれません。このような家族の語りは、家族の心の痛みを癒やすのに役立つとされています。

メラビアンの法則

メラビアンの法則とは、アメリカの心理学者であるアルバート・メラビアンが提唱したものです。感情や態度の伝達を行う際に、メッセージの送り手が"どちらともとれるメッセージ"を送った場合、言語情報（7％）よりも、声のトーンや大きさといった聴覚情報（38％）のほうが相手に伝わる影響力が大きく、さらに、ボディランゲージや見た目の印象といった視覚情報（55％）のほうが、相手に伝わる影響力がいっそう大きい[4]というものです。

つまり、非言語的コミュニケーションが重要であること、そして、言語・聴覚・視覚の情報を一致させることで、意図したメッセージが相手に伝わりやすくなるということがいえます。激しく動揺している家族を前に、何を話せばよいのか、どう声をかけたらよいのか、と悩むこともあると思います。しかし、メラビアンの法則から、うまく話す必要はなく、家族の不安や辛さを思いやる気持ちや、家族の助けになりたいという誠意を持つことが大切だといえます。そのような思いで表現される、声の調子や表情といった非言語メッセージが重要なのです。

4) Mehrabian A著／西田司ら訳、非言語コミュニケーション、聖文社、1986年

▼メラビアンの法則

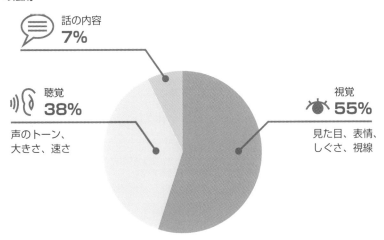

話の内容
7%

聴覚
38%
声のトーン、
大きさ、速さ

視覚
55%
見た目、表情、
しぐさ、視線

家族とのコミュニケーションの基本

患者の急変や状態悪化で、動揺や不安の強い家族は、心理的に不安定になったり、認知機能が低下します。そのような状況で、家族は患者の命に関わる重大な意思決定を迫られます。窮地に追い込まれた家族を支えるために、医療者は、家族と良好なコミュニケーションをとることが重要です。

●共感をもって応える

他者の気持ちを感じ取り、相手の立場になり、家族の体験に応え、理解することです。共感には、哀れみやお悔やみの感情は含まれず、同情とは区別されます。

●敬意をもって応える

家族をひとりの人間として捉え、適切な援助があれば家族は問題を解決できると信じることが大切です。強く動揺し、何もできそうにないと感じる家族であっても、サポート体制が整えば対処できる可能性が大きくなります。このような過酷な状況に対処している家族に、敬意をもって応えます。

●真摯に応える

これは、相手に対して誠実であり、正直でいることです。

●温かく応える

家族に温かく応えることは、共感や敬意と密接に結びついています。温かさや親しさは押しつけられるものではなく、そのような対応に慣れておらず、どう応じればよいのか戸惑う家族もいるかもしれません。そのような場合は、家族が医療者から距離を置く権利を認めて、敬意と共感をもって対応します。

●「今ここ」に応える

家族がその場で経験する、今ここに困難が実際に存在している事実を認めることです。

悪い知らせの伝え方、SPIKES

急変時には、患者の状態の悪化や、死に至る可能性など、悪い知らせを伝えなければならないことがあります。医療の場で、患者や家族へ伝えられることは真実でなければなりませんが、十分なコミュニケーションや精神的なサポートがないまに、悪い知らせという真実を伝えることは、相手を傷つける可能性があります。正確な情報を伝えることは大切ですが、言葉だけではなく、関係性が重要です。ですから、短時間であっても家族と関係性を築く努力をし、誠意をもって伝える姿勢が求められます。

SPIKESは、トロント大学のBuckmanらにより提唱されたコミュニケーション技術であり、悪い知らせを伝えるときに活用できます。

▼SPIKES

S：setting　情報提供をするための環境を設定する。
・環境を整える。 ・タイミングをはかる。 ・患者の話を聞く技術を働かせる。
P：perception　患者の認識を把握する。
I：invitation　患者がどこまで何を知りたいかを把握する。
K：knowledge　知識、情報を提供する。
・伝える内容 (診断・治療計画・予後・援助) を決定する。 ・患者の病状認識、理解度に応じて始める。 ・情報を共有する。 　1. 情報を少しずつ伝える。 　2. 医学用語を日常語に翻訳しながら伝える。 　3. 図を描いたり、小冊子を利用する。 　4. 患者の理解度を何度も確認する。 　5. 患者の言葉に耳を傾ける。
E：empathy　患者の置かれている状況に共感する。
S：strategy and summary　具体的な対応策を提示する。
・今後の計画を立てる。
・面談のまとめを行い、質問がないか尋ねる。
・今後の約束をし、面談を完了する。

VALUE（構造化されたコミュニケーション方法）

　次表は、**VALUE**と呼ばれる構造化されたコミュニケーション方法です。こういった方法を活用し、家族と良好なコミュニケーションを図ることで、家族の不安や抑うつが軽減するという報告もあります。

▼VALUE: 5-step Approach to Improving Communication in ICU with Families

V	<u>Value</u> family statement 患者の意向を尊重する
A	<u>Acknowledge</u> family emotions 家族の感情を承認する
L	<u>Listen</u> to the family 家族の話を聞く
U	<u>Understand</u> the patient as a person 患者を人として理解する
E	<u>Elicit</u> family questions 家族の質問を引き出す

出典：Curtis JR et al. Practical Guidance for Evidence-Based ICU
　　　Family Conferences. Chest, 134(4), 676-678. 2008

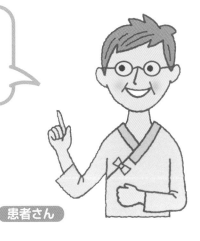

苦悩している家族へ関心を向けることで、患者と家族を1つのユニットとしてケアの対象にしてもらえるのはありがたいです。

患者さん

急変時の意思決定支援

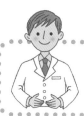

急変時には、家族は重圧の中で、重大な意思決定を迫られます。家族の置かれた状況を理解し、支援することが求められます。

✚ 代理意思決定の重圧

急変時は、患者自身が意思表示できないことが多いです。その場合、治療方針の決定や、ときには蘇生処置の中止を、家族が意思決定しなければなりません。急変で動揺と不安の強い家族にとって、患者の代わりに意思決定を迫られるという状況は、とても重圧がかかり、精神的負担が強くなります。

✚ 代理意思決定の苦悩と後悔

時間の余裕がない中で、生命に関わる意思決定を迫られた家族は、「あれでよかったんだろうか」「自分の決定が患者の命を縮めたのではないか」などと、迷いと後悔が続きます。看護師は、意思決定後も続く家族の苦悩を理解し、家族を支えることが望まれます。

意思決定に関わる家族の支援

では、意思決定を迫られる家族の支援は、どのようにすればよいでしょうか。まずは、家族の置かれた状況や心情を理解しようと努めることです。このとき、「急変時の家族はこんな状況」などと、思い込んだり、決めつけたりするのではなく、個々の家族の背景や、そのときの状況をよく見てアセスメントすることが大切です。理論や教科書は、あくまでベースとなる考え方を示すものにすぎません。目の前の家族に、注意を注ぎ、理解しようと心を寄せることが大切です。

家族の置かれた状況を理解したら、前述したように環境を整え、良好なコミュニケーションを図ることが、家族の支えになります。意思決定支援はプロセスが大切です。何かを決定する一時点ではなく、家族と挨拶をするところから始まり、意思決定したあとの家族の心情を支え、患者自身のケアを丁寧に行うところまで続くプロセスなのです。

意思決定を支える看護師自身のケア

患者の急変対応に加え、家族の支援も行う医療者に、強いストレスがかかることがあります。患者の状態が好転しなかった場合には、看護師自身にも悲嘆が生じます。医療者だから仕方ないと、自分の感情に蓋をしていませんか？ 看護は、患者や家族との相互作用を生みます。看護師自身にも、様々な感情が生じて当然です。「もっと早く見つけていれば」「あのとき、ああしていたら助かったかもしれない」などと、後悔や悲しみを感じることもあります。そのようなときは、同僚とそのことについて話したり、リエゾンナースや院内の相談窓口を利用するなど、自分自身の感情を表出する場を持つことも大切です。

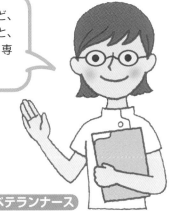

所属部署でカンファレンスを行うなど、互いが互いを支え合う環境を作ること、自分自身をケアする場を作ることも、専門職として大切だと思います。

ベテランナース

7 急変時の家族対応

119

索引

参考文献

Chapter 1

● Hiroyuki Yokoyama et al. (2011). Report From the Japanese Registry of CPR for In-Hospital Cardiac Arrest (J-RCPR). Circulation Journal, 75 (4), pp.815-822.

● 日本蘇生協議会・日本救急医療財団 (2013). JRC蘇生ガイドライン2010. へるす出版.

● 辻本真由美・井上智子 (2015). クリティカルケア看護師の感情を揺さぶられる印象的な体験 (Impressive clinical experience) とキャリア形成への影響の検討, お茶の水看護学雑誌, 9 (2), pp.1-13.

● Schein RMalet. (1990). Clinical antecedents to in-hospital cardiopulmonary arrest.Chest, pp.1388-1392.

● Franklin CJMathew. (1994). Developing strategies to prevent in hospital cardiac arrest:analyzing responses of physicians and nurses in the hours before the event. Crit Care Med 22, pp.244-247.

● 日本クリティカルケア看護学会監修 (2015). 人工呼吸器離脱のための標準テキスト, 学研メディカル秀潤社

● 伊東美奈子, 他 (2015). 看護職が行うバイタルサイン測定の実態 —2012年と2001年調査の比較をふまえた考察—, 聖路加看護学会誌, 19 (1), pp.27-35.

● 西島功, 他 (2017). 修正早期警戒スコア (MEWS) による患者急変予知は, 迅速対応システム (RRS) の起動件数を適正にし, かつ院内心停止を減少させる, 日本臨床救急医学会雑誌, 20 (3), pp.534-538.

● 財団法人 救急振興財団.「救急搬送における重症度・緊急度判定基準作成委員会」報告書 (平成16年3月) https://www.mhlw.go.jp/shingi/2009/08/dl/s0825-6c.pdf 2020年7月17日閲覧

● 及川郁子監修 (2014). 小児看護ベストプラクティス フィジカルアセスメントと救急対応, 中山書店.

● 厚労省 救急蘇生の指針2015 https://www.mhlw.go.jp/file/06-Seisakujouhou-10800000-Iseikyoku/0000 123021.pdf 2020年7月17日閲覧

● 藤谷茂樹 (2017). 院内急変対応システム (RRS) の概論, 聖マリアンナ医科大学雑誌, 45, pp.85-93.

● 日本集中治療医学会/日本臨床救急医学会Rapid Response System合同委員会/日本集中治療医学会Rapid Response System検討委員会 (2017). Rapid Response Systemに関わる用語の日本語訳と定義, 日集中医誌, 24, pp.355-360.

● 日本集中治療医学会倫理委員会 (2017).DNAR (Do Not Attempt Resuscitation) の考え方, 日集中医誌, 24, pp.210-215.

● 日本集中治療医学会 (2017).Do Not Attempt Resuscitation (DNAR) 指示のあり方についての勧告, 日集中医誌, 24, 208-209.

● 厚生労働省 人生の最終段階における医療の普及・啓発の在り方に関する検討会. 人生の最終段階における医療に関する意識調査 報告書. 平成30年3月. https://www.mhlw.go.jp/file/05-Shingikai-10801000-Iseikyoku-Soumuka /0000200748.pdf 2020年7月17日閲覧

● 厚生労働省 平成29年度 人生の最終段階における医療に関する意識調査結果 (確定版) https://www.mhlw.go.jp/ file/05-Shingikai-10801000-Iseikyoku-Soumuka/0000200749.pdf 2020年7月17日閲覧

Chapter 2

● 藤沼康樹、省察敵実践家 (Reflective Practitioner) とは何か 総論 日本プライマリ・ケア連合学会誌2010, Vol.33,No.2

● 菱沼典子 看護につなげる形態機能学 メヂカルフレンド社 2014 p.44

● 田邊信宏 病気がみえるMEDIC MEDIA 2007 pp.280-282

● 菱沼典子 看護につなげる形態機能学 メヂカルフレンド社 2014 p.20

● 山崎誠士 意識障害 月刊ナーシング Vol29 No7 2009

Chapter 3

●Kathy McCluy (卯野木健訳) AACN クリティカルケア看護マニュアル　エルゼビア・ジャパン 2007　pp.365-371

●Mary G.McKinley (卯野木健訳) AACN クリティカルケア看護マニュアル　エルゼビア・ジャパン 2007 pp.394-396

●菱沼典子　看護につなげる形態機能学　メヂカルフレンド社　2014 pp.115-119

Chapter 4

●オリンパス　気管挿管用ファイバースコープ　https://www.medicalexpo.com/ja/prod/olympus-america/product-78904-491822.html　2020年3月10日閲覧

●RC蘇生ガイドライン 2015 P13-14　https://www.japanresuscitationcouncil.org/wp-content/uploads/2016/04/0e5445d84c8c2a31aaa17db0a9c67b76.pdf　2020年3月10日閲覧

Chapter 5

●種田憲一郎,他 (2012).チーム医療とは何ですか？何ができるとよいですか？－チームSTEPPS:エビデンスに基づいたチームトレーニング,医療の質・安全学会誌,7 (4),pp.430-441.

●樋口 敦子 (2014).チーム医療の実践～チームが機能するために…医師への期待～「あなたは,チームの危機を救う患者やスタッフの『声』に耳を傾け,応えていますか？」,日内会誌,103,pp.1712-1723.

●種田憲一郎 (2011).診療の安全と質を向上させるツール,日内会誌,100,pp.226-235.

Chapter6

●齋藤浩美 (2008).急変時の看護記録,Nursing Today, 5月臨時増刊号,pp.112-115.

●日本看護協会 (平成30年).看護記録に関する指針.　https://www.nurse.or.jp/home/publication/pdf/guideline/nursing_record.pdf　2020年7月17日閲覧

●渡邊雅俊,他 (2018).ME機器の時刻エラーからみた時刻管理の標準化に関する検討.医機学,88 (1),pp.9-16.

Chapter7

●杉浦立尚 (2009).急変および家族の対応—初心者が陥りやすい4つのピットフォールとよい医療提供のためのアドバンススキル,レジデント, 2 (7),pp.62-63.

●ボブ・ライト著,若林正訳 (2002).突然の死　その時医療スタッフは,医歯薬出版.

●Jabre P et al. (2014). Offering the opportunity for family to be present during cardiopulmonary resuscitation: 1-year assessment, Intensive Care Med, 40 (7),pp.981-987.

●Bradley C. (2011). Implementation of a family presence during resuscitation protocol #233, J Palliat Med, 14 (1),pp.98-99.

●Critchell CD. (2007). Should family members be present during cardiopulmonary resuscitation? A review of the literature,Am J Hosp Palliat Care, 24 (4),pp.311-317.

●Badir A. (2007). Family presence during CPR: A study of the experiences and opinions of Turkish critical care nurses, Int J Nurs Stud, 44 (1), pp.83-92.

●Mehrabian A著,西田司ら訳,(1986).非言語コミュニケーション,聖文社.

●上野 博司,他 (2016).緩和ケアとインフォームド・コンセント,京府医大誌,125 (8),pp.549-557.

●Curtis JR et al. (2008). Practical Guidance for Evidence-Based ICU family conferences, Chest, 134 (4),pp.835-843.

●森　直 (2017).日本における集中治療中に終末期を迎えた患者の家族ニーズに関する文献研究,日本看護医療学会雑誌,19 (1),pp21-26

【著者】

住永　有梨（すみなが　ゆり）

昭和大学病院
急性・重症患者看護専門看護師

辻本　真由美（つじもと　まゆみ）

横浜市立大学附属市民総合医療センター
急性・重症患者看護専門看護師

【編集協力】
株式会社 エディトリアルハウス

【イラスト】
タナカ　ヒデノリ

【キャラクター】
大羽　りゑ

看護の現場ですぐに役立つ
急変時対応のキホン

| 発行日 | 2020年　9月10日 | 第1版第1刷 |

| 著　者 | 住永　有梨 |
| | 辻本　真由美 |

| 発行者 | 斉藤　和邦 |
| 発行所 | 株式会社　秀和システム |

〒135-0016
東京都江東区東陽2丁目4-2　新宮ビル2階
Tel 03-6264-3105（販売）Fax 03-6264-3094

| 印刷所 | 三松堂印刷株式会社 | Printed in Japan |

ISBN978-4-7980-5968-6 C3047